U0250144

武汉大学优秀博士学位论文文库

G蛋白调控因子–5 对心脏电生理及心律失常发生的 影响及其机制研究

The Effect of Rgs5 on Cardiac Electrophysiology and Arrhythmogenesis

秦牧 著

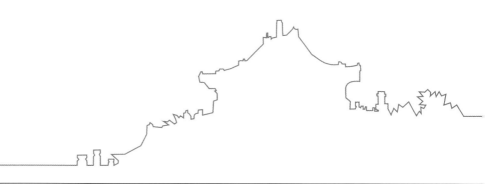

WUHAN UNIVERSITY PRESS
武汉大学出版社

图书在版编目(CIP)数据

G 蛋白调控因子-5 对心脏电生理及心律失常发生的影响及其机制研究/秦牧著 .—武汉：武汉大学出版社,2016.4
武汉大学优秀博士学位论文文库
ISBN 978-7-307-17622-5

Ⅰ.G⋯ Ⅱ.秦⋯ Ⅲ.①心脏病—电生理学—研究 ②心律失常—研究
Ⅳ.①R540.4 ②R541.7

中国版本图书馆 CIP 数据核字(2016)第 030863 号

责任编辑:任 翔   责任校对:李孟潇   版式设计:马 佳

出版发行:**武汉大学出版社** (430072 武昌 珞珈山)
  (电子邮件:cbs22@whu.edu.cn 网址:www.wdp.com.cn)
印刷:武汉市洪林印务有限公司
开本:720×1000 1/16 印张:7 字数:99 千字 插页:2
版次:2016 年 4 月第 1 版 2016 年 4 月第 1 次印刷
ISBN 978-7-307-17622-5 定价:20.00 元

总　序

　　创新是一个民族进步的灵魂，也是中国未来发展的核心驱动力。研究生教育作为教育的最高层次，在培养创新人才中具有决定意义，是国家核心竞争力的重要支撑，是提升国家软实力的重要依托，也是国家综合国力和科学文化水平的重要标志。

　　武汉大学是一所崇尚学术、自由探索、追求卓越的大学。美丽的珞珈山水不仅可以诗意栖居，更可以陶冶性情、激发灵感。更为重要的是，这里名师荟萃、英才云集，一批又一批优秀学人在这里砥砺学术、传播真理、探索新知。一流的教育资源，先进的教育制度，为优秀博士学位论文的产生提供了肥沃的土壤和适宜的气候条件。

　　致力于建设高水平的研究型大学，武汉大学素来重视研究生培养，是我国首批成立有研究生院的大学之一，不仅为国家培育了一大批高层次拔尖创新人才，而且产出了一大批高水平科研成果。近年来，学校明确将"质量是生命线"和"创新是主旋律"作为指导研究生教育工作的基本方针，在稳定研究生教育规模的同时，不断推进和深化研究生教育教学改革，使学校的研究生教育质量和知名度不断提升。

　　博士研究生教育位于研究生教育的最顶端，博士研究生也是学校科学研究的重要力量。一大批优秀博士研究生，在他们学术创作最激情的时期，来到珞珈山下、东湖之滨。珞珈山的浑厚，奠定了他们学术研究的坚实基础；东湖水的灵动，激发了他们学术创新的无限灵感。在每一篇优秀博士学位论文的背后，都有博士研究生们刻苦钻研的身影，更有他们的导师的辛勤汗水。年轻的学者们，犹如在海边拾贝，面对知识与真理的浩瀚海洋，他们在导师的循循善诱下，细心找寻着、收集着一片片靓丽的贝壳，最终把它们连成一串串闪闪夺目的项链。阳光下的汗水，是他们砥砺创新的注脚；面向太阳的远方，是他们奔跑的方向；导师们的悉心指点，则是他们最值得依赖的臂膀！

博士学位论文是博士生学习活动和研究工作的主要成果，也是学校研究生教育质量的凝结，具有很强的学术性、创造性、规范性和专业性。博士学位论文是一个学者特别是年轻学者踏进学术之门的标志，很多博士学位论文开辟了学术领域的新思想、新观念、新视阈和新境界。

据统计，近几年我校博士研究生所发表的高质量论文占全校高水平论文的一半以上。至今，武汉大学已经培育出 18 篇"全国百篇优秀博士学位论文"，还有数十篇论文获"全国百篇优秀博士学位论文提名奖"，数百篇论文被评为"湖北省优秀博士学位论文"。优秀博士结出的累累硕果，无疑应该为我们好好珍藏，装入思想的宝库，供后学者慢慢汲取其养分，吸收其精华。编辑出版优秀博士学位论文文库，即是这一工作的具体表现。这项工作既是一种文化积累，又能助推这批青年学者更快地成长，更可以为后来者提供一种可资借鉴的范式抑或努力的方向，以鼓励他们勤于学习，善于思考，勇于创新，争取产生数量更多、创新性更强的博士学位论文。

武汉大学即将迎来双甲华诞，学校编辑出版该文库，不仅仅是为百廿武大增光添彩，更重要的是，当岁月无声地滑过 120 个春秋，当我们正大踏步地迈向前方时，我们有必要回首来时的路，我们有必要清晰地审视我们走过的每一个脚印。因为，铭记过去，才能开拓未来。武汉大学深厚的历史底蕴，不仅在于珞珈山的一草一木，也不仅仅在于屋檐上那一片片琉璃瓦，更在于珞珈山下的每一位学者和学生。而本文库收录的每一篇优秀博士学位论文，无疑又给珞珈山注入了新鲜的活力。不知不觉地，你看那珞珈山上的树木，仿佛又茂盛了许多！

李晓红

2013 年 10 月于武昌珞珈山

中 文 摘 要

本文的目的是：

1. 探讨 Rgs5 缺失对心房肌电生理特性以及房性快速型心律失常产生的影响。

2. 探讨 Rgs5 缺失对乙酰胆碱诱导的房性心律失常发生的影响及其机制。

3. 探讨 Rgs5 缺失对心室肌复极相 K^+ 通道的影响及其机制。

4. 探讨 Rgs5 缺失对心室复极异质性的影响以及其导致室性快速型心律失常发生的机制。

实验方法如下：

实验动物包括 C57BL/6 品系的野生型（WT）小鼠、Rgs5 基因敲除（Rgs5$^{-/-}$）小鼠（C57BL/6 小鼠背景），均由武汉大学动物模式中心提供。所有动物饲养在温度、湿度恒定且昼夜交替（12h）的房间。

1. 观察敲除 Rgs5 后对心房肌电生理特性及房性心律失常发生的影响。记录 Rgs5$^{-/-}$ 和 WT 组小鼠清醒状态下 24h 动态 ECG，分析 P 波宽度及 PR 间期；在 Langendorff-离体状态下记录心房单相动作电位（MAP）和有效不应期（ERP），并利用程控刺激和 Burst 刺激诱发房性心律失常，同时计算诱发率和持续时间；利用组织电压钳记录离体心房组织跨膜动作电位（TAP），分析并比较 AP 复极 90% 的宽度（APD$_{90}$）；分离小鼠心房肌细胞，检测复极相 K^+ 电流，包括 I_{to}、I_{kur} 以及 I_{K1} 的密度及通道动力学性质；心脏超声测量两组小鼠心腔大小及心功能改变；PSR 染色及 Real-time PCR 对比两组心房间质纤维化程度。

1

2. 观察敲除 Rgs5 后对乙酰胆碱(Ach)诱导的房性心律失常的影响。记录 Rgs5$^{-/-}$ 和 WT 组小鼠清醒状态下 24h 动态 ECG，比较腹腔注射卡巴胆碱(0.1mg/kg)后两组心率的变化；Langendorff-离体状态下检测两组 1μM Ach 灌注前后窦房结及房室结功能；记录心房单相动作电位(MAP)和有效不应期(ERP)，比较 Ach 灌注前后两组心房 ERP 的变化；利用程控刺激和 Burst 刺激诱导房性心律失常的诱发，并比较两组于 Ach 灌注前后的心律失常诱发率；利用快速傅里叶转换(FFT)分别分析两组基线状态下以及 Ach 灌注后房性快速型心律失常发生的主导频率(DF)；分离小鼠心房肌细胞，检测乙酰胆碱敏感性 K$^+$ 电流的密度；利用 Real-time PCR 检测 Kir3.1 和 Kir3.4 mRNA 表达水平。

3. 观察敲除 Rgs5 后对心室肌 K$^+$ 电流的影响。记录 Rgs5$^{-/-}$ 和 WT 组小鼠清醒状态下 24h 动态 ECG，分析 QRS 宽度、QT 间期以及 QT$_c$ 间期；离体状态下检测两组左室内膜、外膜以及右室心肌 MAP 和 TAP，并比较 10%~90%复极时程；分离小鼠左室内膜、外膜以及右室心肌肌细胞，检测复极相 K$^+$ 电流，包括 I$_{to}$、I$_{kur}$、I$_{ss}$ 以及 I$_{K1}$ 的密度及通道动力学性质；分别利用 Real-time PCR 和 Western blot 技术检测 Kv1.5、Kv2.1、Kv4.2、Kv4.3 以及 Kir2.1 通道蛋白及 mRNA 表达水平。

4. 观察敲除 Rgs5 后对小鼠心室复极异质性的影响。记录 Rgs5$^{-/-}$ 和 WT 组小鼠清醒状态下 24h 动态 ECG，分析 QT 变异性和心率变异性；Langendorff-离体状态下检测两组心室肌外膜 10 个不同部位以及左室内外膜 MAP，并分析外膜表面复极离散度和跨壁离散度；利用程控刺激和 Burst 刺激诱发室性心律失常，比较诱发率以及诱发窗口(WOV)；利用程控刺激构建心脏不同位点 APD 整复性曲线，并计算最大斜率及其离散度；心脏超声测量两组小鼠心腔大小及心功能改变；PSR 染色及 Real-time PCR 对比两组心室间质纤维化程度。

结果：

1. 较之于 WT 组，Rgs5$^{-/-}$ 组 P 波增宽，并且心房肌 MAP 和

ERP 显著延长($P<0.05$）；同时，TAP 记录发现 $Rgs5^{-/-}$ APD_{90} 显著长于 WT 组，并且在低起搏频率（1Hz 和 2Hz）下于 $Rgs5^{-/-}$ 组可观察到早期后除极（EAD）现象发生；房性心律失常诱发率于 $Rgs5^{-/-}$ 显著增高，且持续时间延长；$Rgs5^{-/-}$ 组 I_{to} 和 I_{Kur} 电流密度较 WT 组均发生显著衰减($P<0.05$）；两组间心腔结构、功能以及纤维化并无显著差异($P>0.05$）。

2. 经腹腔注射卡巴胆碱后，$Rgs5^{-/-}$ 组小鼠出现心率减慢，RR 间期较 WT 组显著延长($P<0.05$），并且在 Ach 作用下，其窦房结恢复时间显著大于 WT 组($P<0.01$）；在 Ach 作用下，测得 $Rgs5^{-/-}$ 和 WT 组心房 ERP 均较基线状态下发生明显缩短($P<0.05$），并且其缩短程度于 $Rgs5^{-/-}$ 组更为明显；经 Ach 灌注后，$Rgs5^{-/-}$ 组诱发率及持续时间均明显高（长）于 WT 组，并且 Ach 显著升高了两组的心律失常主导频率，但 $Rgs5^{-/-}$ 组在程控刺激和 Burst 刺激下均表现出较 WT 组更高的主导频率($P<0.05$）；记录心房肌细胞 Ach 敏感性 K^+ 电流($I_{K,Ach}$），发现该电流于 $Rgs5^{-/-}$ 组发生明显增强，其电流密度显著大于 WT 组($P<0.05$）。

3. $Rgs5^{-/-}$ 组 ECG 较 WT 组改变明显，表现为 QRS 波增宽、J 波低平以及 QT 和 QT_c 间期延长；在 125ms 固定起搏下，$Rgs5^{-/-}$ 组心室 MAP 复极 10%~90%（APD_{10}-APD_{90}）时间和 ERP 均发生显著延长($P<0.01$），并且 TAP 记录发现 $Rgs5^{-/-}$ APD_{90} 显著长于 WT 组，并且在低起搏频率（5Hz 和 2.5Hz）下于 $Rgs5^{-/-}$ 组可观察到早期后除极（EAD）现象发生；$Rgs5^{-/-}$ 组心室肌细胞（左室内膜、外膜及右室）K^+ 电流 I_{peak}、I_{to}、I_{Kur} 以及 I_{ss} 相较于 WT 组发生显著衰减($P<0.01$），并且其蛋白和 mRNA 表达水平也于 $Rgs5^{-/-}$ 组发生下调。

4. $Rgs5^{-/-}$ 和 WT 组小鼠 24h 平均心率以及 SDNN 于两组间无显著差异($P>0.05$），而 $Rgs5^{-/-}$ QTV 以及 QTVI 显著大于 WT 组；相关性分析发现 24h QTV 与 SDNN 于 $Rgs5^{-/-}$ 组无明显相关性（$r=0.01$，$P>0.05$），而两变量于 WT 组相关性显著（$r=0.62$，$P<0.01$）；心室外膜各位点 APD 和 ERP 均于 $Rgs5^{-/-}$ 组呈现稳定延长，并且各位点间 APD 和 ERP 离散度以及跨壁离散度（TDR）也较 WT 组显著增大($P<0.01$）；$Rgs5^{-/-}$ 组 APD 整复性曲线斜率于心室

外膜各位点较 WT 组出现明显增大（$P<0.01$），并且各位点之间最大斜率（S_{max}）离散度也于 Rgs5$^{-/-}$ 组显著升高（$P<0.01$）；室性心律失常诱发率于 Rgs5$^{-/-}$ 显著增高，且持续时间延长。

经过分析，得到如下结论：

1. Rgs5 基因缺失可通过衰减的钾电流使心房复极相延长，从而为房性快速型心律失常的发生提供潜在条件。

2. Rgs5 的缺失可通过增大 $I_{K,Ach}$ 电流促进乙酰胆碱介导的房性快速型心律失常的发生。

3. Rgs5 的缺失可导致复极相 K^+ 电流发生衰减和通道蛋白的下调，从而延长心脏复极相。

4. Rgs5 的缺失可通过增加心脏复极的时空离散度促进室性快速型心律失常的发生，并且该现象并不依赖于心脏结构的改变。

关键词：Rgs5；心律失常；K^+ 电流；动作电位；复极异质性

Abstract

Objective:

1. To elucidate the effects of Rgs5 on atrial repolarization and tachyarrhythmia in mice.

2. To elucidate the effect of Rgs5 on acetylcholine-related atrial tachyarrhythmia in mice.

3. To investigate the effect of Rgs5 on cardiac repolarizing K^+ currents in mice.

4. To investigate the effect of Rgs5 on spatial and temporal fluctuation of cardiac repolarization in mice.

Methods:

Male wild-type (WT) and Rgs5 knockout ($Rgs5^{-/-}$) mice of C57BL/6 background (8-10 weeks) were provided from the Animal Model Centre of Cardiovascular Disease Institute of Wuhan University. All protocols were approved by the Animal Care and Use Committee of Renmin Hospital of Wuhan University.

1. ECG was recorded by Telemetry ECG and the P-wave duration and amplitude (P_{dur} and P_{amp}) and PR interval were measured in $Rgs5^{-/-}$ and WT mice; In Langendorff-perfused heart, atrial MAP and ERP were measured, and atrial tachyarrhythmia (ATA) was induced by PES and Burst pacing protocol; TAP were recorded with borosilicate glass microelectrodes during regular pacing frequency in samples of atrial myocardium; repolarizing K^+ currents and kinetics were measured in atrial myocytes of both groups by patch clamp; application of real-time

1

PCR and PSR staining to assay the atrial fibrosis; Echocardiography was performed to assess left atrial diameter.

2. Telemetry ECG analyses the heart rates of conscious Rgs5$^{-/-}$ and WT mice during administration of carbachol (0. 1mg/kg, IP); ERP and function of sinus node were measured in Langendorff-perfused heart; the incidence of ATA was analyzed between two groups by PES and Burst pacing during perfusion of 1 μM Ach, and the power spectrum analysis was applied to quantitate the dominant frequency (DF) of ATA before and after administration of Ach; acetylcholine sensitive K$^+$ current ($I_{K,Ach}$) were recorded by patch clamp in Rgs5$^{-/-}$ and WT atrial myocytes, and the mRNA of Kir3. 1 and Kir3. 4 were assayed by real-time PCR.

3. Surface and Telemetry ECG were applied to measured the heart rate and QT interval in Rgs5$^{-/-}$ and WT mice; In Langendorff-perfused heart, ventricular MAP and ERP were measured; TAP were recorded with borosilicate glass microelectrodes during regular pacing frequency in samples of ventricular myocardium; repolarizing K$^+$ currents and kinetics were measured in ventricular myocytes of both groups by patch clamp; application of real-time PCR and western blot to assay the mRNA and protein level of Kv1. 5, Kv2. 1, Kv4. 2, Kv4. 3 and Kir2. 1.

4. Application of telemetry ECG to analyze the QT variability (QTV) and heart rate variability (HRV) in Rgs5$^{-/-}$ and WT mice; MAP and ERP were recorded in different sites of ventricular chamber, and the dispersion of epicardial and transmural MAP were analyzed; APD restitution curves were constructed by PES pacing and dispersion of maximal slope was calculated; application of PES and Burst pacing to induce ventricular tachyarrhythmia (VA), and incidence and duration of it were compared between Rgs5$^{-/-}$ and WT group; ventricular fibrosis was assayed by real-time PCR and PSR staining; Echocardiography was performed to assess the diameter of ventricular chamber and cardiac function.

Results:

1. The incidence of ATA were increased in Rgs5$^{-/-}$ Langendorff-perfused mouse hearts during program electrical stimulation (PES) (46.7%, 7 of 15) and burst pacing (26.7%, 4 of 15) compared with wild-type (WT) mice (PES: 7.1%, 1 of 14; burst: 7.1%, 1 of 14) ($P<0.05$). And the duration of ATA also shown longer in Rgs5$^{-/-}$ heart than that in WT, 2 out of 15 hearts exhibited sustained ATA (>30s) but none of them observed in WT mice. Atrial prolonged repolarization was observed in Rgs5$^{-/-}$ hearts including widened P wave in surface ECG recording, increased action potential duration (APD) and atrial effective refractory periods (AERP), all of them showed significant difference with WT mice ($P<0.05$). At the cellular level, whole-cell patch clamp recorded markedly decreased densities of repolarizing K$^+$ currents including I$_{Kur}$ and I$_{to}$ in Rgs5$^{-/-}$ atrial cardiomyocytes, compared to those of WT mice ($P<0.05$).

2. We observed that Rgs5$^{-/-}$ mice would render the atria more susceptible to electrically induced ATA within activation of I$_{K,Ach}$ by 1μM acetylcholine (Ach). Compared with those from WT mice, isolated perfused hearts from Rgs5$^{-/-}$ mice had significantly ($P<0.01$) abbreviated atrial effective refractory periods (AERPs) during 10 Hz, 8 Hz, 6.7 Hz, and 5 Hz programmed electrical stimulation procedures, and significantly ($P<0.05$) prolonged sinus nodal recovery time in the presence of 1 μM acetylcholine. Fast fourier transform analysis was performed on recordings of ATA; the dominant frequency was increased in Rgs5$^{-/-}$ mice following administration of acetylcholine. In addition, whole patch clamp analyses of single atrial myocytes revealed that the acetylcholine-regulated potassium current was stronger in Rgs5$^{-/-}$ mice than in WT mice.

3. Rgs5$^{-/-}$ mouse hearts showed significantly prolonged cardiac repolarization, including prolonged QT interval and action potential

3

duration (APD). Consistent with these findings, TAP recordings at Rgs5$^{-/-}$ samples showed increased APD$_{90}$ compared to WT group over all paced CL, and EADs were occurred at CL of 400ms and 200ms in Rgs5$^{-/-}$ group; measurement of K$^+$ currents in ventricular myocytes of Rgs5$^{-/-}$ mice revealed significant reduction of the outward voltage-dependent K$^+$ currents, including I$_{peak}$, I$_{to}$, I$_{kur}$, and I$_{ss}$, compared to that in wild-type mice. Transcript and protein expression levels of Kv4. 2, Kv4. 3, Kv1. 5, and Kv2. 1 were downregulated in Rgs5$^{-/-}$ mouse ventricles compared with those in wild-type mice ($P<0.05$).

4. During a 24h ECG recording, the mean RR interval and SDNN showed similar between Rgs5$^{-/-}$ and WT mice ($P>0.05$), but QTV and QTVI were increased in Rgs5$^{-/-}$ group; the QTv had positive correlation with SDNN in WT mice ($r=0.62$, $P<0.01$), but not in Rgs5$^{-/-}$ mice ($r = 0.01$, $P > 0.05$); the increased APD and ERP were stable at different sites throughout the ventricular chamber, and these alterations showed increased spatial heterogeneity in Rgs5$^{-/-}$ mice, compared with WT mice; Rgs5$^{-/-}$ markedly steepened the slopes of the APD restitution curves at all 10 sites in the heart ($P < 0.01$) but also increased the spatial dispersions of S$_{max}$ (COV-S$_{max}$) compared to WT mice; the incidence and duration of VA were also increased in Rgs5$^{-/-}$ mouse hearts; the fibrosis and diameter of ventricular chamber showed similar between Rgs5$^{-/-}$ and WT heart ($P>0.05$).

Conclusions:

1. These results suggest that Rgs5 is an important regulatorof arrhythmogenesis in the mouse atrium and that the enhanced susceptibility to atrial tachyarrhythmias in Rgs5$^{-/-}$ mice may contribute to abnormalities of atrial repolarization.

2. These results suggest that Rgs5 is a critical cholinergic regulator in atrial tissue; Rgs5$^{-/-}$ mice have enhanced susceptibility to atrial tachyarrhythmia due to increased acetylcholine-regulated potassium

currents.

3. The results strongly indicate that Rgs5$^{-/-}$ induced prolonged repolarization, which were closely related to the remodeling of voltage-dependent K$^+$ currents.

4. Rgs5 absence has major influences on APD restitution and repolarizing heterogeneity, these observation may provide a further insight into understanding the Rgs5 related ventricular arrhythmic developing.

Key Words: Rgs5; arrhythmia; K$^+$ currents; action potential; repolarizing heterogeneity

目　录

引　言 ………………………………………………………… 1

第1章　Rgs5 基因敲除对心房电重构的影响及其机制 ……… 3

　1.1　材料与方法 ………………………………………… 4

　　1.1.1　实验动物 ………………………………………… 4

　　1.1.2　遥测心电图(Telemetry ECG)记录 ………………… 4

　　1.1.3　心脏超声检查 …………………………………… 4

　　1.1.4　组织纤维化检测 ………………………………… 5

　　1.1.5　离体心脏制备 …………………………………… 5

　　1.1.6　单相动作电位及双极电图记录 ………………… 5

　　1.1.7　刺激程序 ………………………………………… 6

　　1.1.8　跨膜动作电位(TAP)的记录 …………………… 6

　　1.1.9　心房肌细胞的分离 ……………………………… 7

　　1.1.10　细胞钾离子通道电流电压关系记录 …………… 7

　　1.1.11　I_{to} 和 I_{Kur} 通道动力学记录 …………………… 8

　　1.1.12　实时定量 PCR 检测 …………………………… 9

　　1.1.13　统计学处理 …………………………………… 12

　1.2　结果 ………………………………………………… 12

　　1.2.1　心电图记录结果 ………………………………… 12

　　1.2.2　心脏超声检测 ………………………………… 14

　　1.2.3　Rgs5$^{-/-}$增加心房复极时间 …………………… 14

　　1.2.4　窦房结及房室结功能检测 ……………………… 17

　　1.2.5　Rgs5$^{-/-}$增加房性心律失常的诱发及持续时间 …… 17

　　1.2.6　Rgs5$^{-/-}$导致了心房肌细胞 K$^+$ 电流的重构 ……… 19

1

　　1.2.7　Rgs5$^{-/-}$对心房纤维化的影响 ················ 23

　1.3　讨论 ························· 23

　　1.3.1　主要发现 ······················ 23

　　1.3.2　Rgs5与心房复极时程 ················ 24

　　1.3.3　Rgs5与房性快速性心律失常 ············· 25

　1.4　结论 ························· 26

第2章　Rgs5基因敲除对乙酰胆碱介导的房性心律失常的影响 ··· 27

　2.1　材料和方法 ······················ 27

　　2.1.1　实验动物 ······················ 27

　　2.1.2　遥测心电图(Telemetry ECG)记录 ········· 27

　　2.1.3　离体心脏制备 ···················· 28

　　2.1.4　双极电图记录 ···················· 28

　　2.1.5　刺激程序 ······················ 28

　　2.1.6　心房肌细胞的分离 ················· 29

　　2.1.7　乙酰胆碱敏感性钾通道电流电压关系记录 ······ 30

　　2.1.8　实时定量PCR检测 ················· 30

　　2.1.9　统计学处理 ···················· 30

　2.2　结果 ························· 31

　　2.2.1　Rgs5$^{-/-}$增大Ach对心房不应期的影响 ········· 31

　　2.2.2　Rgs5$^{-/-}$对窦房结及房室结功能的影响 ······· 32

　　2.2.3　房性快速型心律失常的诱发 ············· 32

　　2.2.4　Rgs5$^{-/-}$对Ach敏感性K^{+}电流的影响 ········ 36

　2.3　讨论 ························· 38

　　2.3.1　主要发现 ······················ 38

　　2.3.2　Rgs5与$I_{K,Ach}$通道 ················· 38

　　2.3.3　Rgs5与Ach介导的房性心律失常模型 ········· 39

　2.4　结论 ························· 39

第3章　Rgs5基因敲除对心室肌复极相K^{+}电流的影响

　　　　及其机制 ······················ 40

　3.1　材料与方法 ······················ 40

3.1.1　实验动物 ·· 40

3.1.2　遥测心电图(Telemetry ECG)记录 ·············· 41

3.1.3　离体心脏制备 ·· 41

3.1.4　单相动作电位及双极电图记录 ·················· 41

3.1.5　程控刺激 ·· 42

3.1.6　跨膜动作电位(TAP)的记录 ······················ 42

3.1.7　心室肌细胞的分离 ···································· 42

3.1.8　成年小鼠心肌细胞的培养 ························ 43

3.1.9　细胞钾离子通道电流电压关系记录 ············ 43

3.1.10　I_{to}和I_{Kur}通道动力学记录 ···························· 44

3.1.11　实时定量 PCR 检测 ································· 44

3.1.12　Western Blot 检测 ································· 45

3.1.13　统计学处理 ·· 50

3.2　结果 ··· 50

3.2.1　$Rgs5^{-/-}$导致心室复极相延长 ·················· 50

3.2.2　$Rgs5^{-/-}$导致复极相钾电流衰减 ·············· 53

3.2.3　$Rgs5^{-/-}$通过 AT1R 信号途径影响 K^+电流 ···· 56

3.2.4　$Rgs5^{-/-}$影响心室肌 K^+通道的表达 ·········· 56

3.3　讨论 ··· 59

3.3.1　主要发现 ·· 59

3.3.2　Rgs5 与心室复极相 ································· 59

3.3.3　Rgs5 与 K^+电流 ······································ 60

3.4　结论 ··· 61

第 4 章　Rgs5 基因敲除对心室复极时间和空间异质性的

　　　　影响 ·· 62

4.1　材料与方法 ·· 62

4.1.1　实验动物 ·· 62

4.1.2　心脏超声检测 ·· 62

4.1.3　遥测心电图(Telemetry ECG)记录 ·············· 63

4.1.4　离体心脏制备 ·· 63

4.1.5 单相动作电位及双极电图记录 ················ 64

4.1.6 刺激程序 ···························· 64

4.1.7 APD 整复性曲线的构建 ················ 65

4.1.8 PSR 染色 ·························· 65

4.1.9 统计学处理 ························ 65

4.2 结果 ································ 66

4.2.1 Rgs5$^{-/-}$ 并未导致心室腔结构变化 ·········· 66

4.2.2 Rgs5$^{-/-}$ 导致 QTV 增加并不依赖于 HRV 的变化 ······ 66

4.2.3 Rgs5$^{-/-}$ 增加了心室复极离散度 ············ 67

4.2.4 Rgs5$^{-/-}$ 增加整复性斜率 ················ 69

4.2.5 Rgs5$^{-/-}$ 促进室性心律失常的诱发 ·········· 69

4.3 讨论 ································ 73

4.3.1 主要发现 ························ 73

4.3.2 Rgs5 与时间变异性 ·················· 73

4.3.3 Rgs5 与空间变异性 ·················· 74

4.3.4 Rgs5 与室性快速型心律失常 ············ 75

4.4 结论 ································ 76

第 5 章 综述：G 蛋白信号调控因子与心律失常 ··········· 77

5.1 G 蛋白信号通路与离子流的关系 ············ 77

5.2 G 蛋白对自主神经系统的调控作用 ············ 78

5.3 G 蛋白信号调节因子对心律失常的作用 ········ 79

5.4 展望与挑战 ························ 81

参考文献 ································ 82

致谢 ···································· 94

引　言

　　心律失常(arrhythmia)作为一种心脏电生理疾病广泛存在于不同人群,可产生不同程度的后果,从轻微症状甚至到危及生命。心脏猝死和长期致残是心律失常所产生的最常见严重并发症之一,例如在中国每年有约90万人受室性恶性心律失常的影响,并可直接导致心源性猝死。既往研究主要侧重于心肌细胞离子流异常、钙平衡紊乱和异质性传导等电学机制,它们是心律失常的重要表现形式,也是传统抗心律失常药物作用的靶点。但循证医学证据表明,针对单一电学基质(如离子通道)的治疗不足以达到治疗心律失常的现代评判标准:①遏制心律失常发生;②降低心律失常死亡率;③降低总死亡率。

　　近年来的研究发现,以 G 蛋白为核心的信号传导系统可调节下游多个电学基质靶点,从而调控心脏电活动,参与房性和室性心律失常发生。因此,以 G 蛋白为核心的信号传导系统被认为在心律失常的发生中发挥重要作用,但其具体调控机制尚未完全阐明。最近研究发现,心肌细胞内存在一段长约 120 个氨基酸残基的保守序列,即 RGS(regulators of G-protein signaling)的结构域,它是 G 蛋白信号转导通路的重要负性调节因子。Rgs5 为 RGS 家族成员之一,研究发现其与 G 蛋白亚单位 Gαq 和 Gαi 介导信号通路密切相关,在血压调节和血管再生方面发挥重要调控作用。鉴于 Rgs5 与某些 G 蛋白亚单位介导信号通路密切相关,而以 G 蛋白为核心的信号传导系统又被认为在心律失常的发生中发挥着重要作用,故推测研究 Rgs5 可对心脏电生理及心律失常的发生产生影响。

　　为阐明 Rgs5 与心脏电生理及心律失常的关系,本研究主要探讨了敲除 Rgs5 对小鼠心房肌电生理学性质的改变以及对乙酰胆碱

1

诱导的房性快速型心律失常的影响及其机制，并且对其导致的心室肌细胞离子通道电生理学改变以及心室复极异质性现象作了详尽阐明，可以为深入阐明房性及室性心律失常发生的分子调控机制提出新思路，并为心律失常的有效防治提供新靶点，对改善患者预后有重要意义。

第1章 Rgs5 基因敲除对心房电重构的影响及其机制

房性快速型心律失常(atrial tachyarrhythmia,ATA)是以心房快速紊乱及不规律的电活动为特征的一类疾病。其中,心房颤动作为高发病率疾病,影响超过 0.5% 的中年人(大于 50 岁)和 10% 的老年人(大于 80 岁),其严重的并发症包括栓塞、卒中、心衰以及心源性猝死,严重威胁人类生命健康,并且给社会公共卫生资源造成了极大的负担[1]。尽管目前涌现出了大量临床药物和非药物治疗手段,以及对疾病动物模型的复制,但 ATA 的发生机制仍不十分明确,且治疗效果也远未达到理想目标。目前研究发现基因的突变与 ATA 的发生存在相关性,有可能为 ATA 的机制研究及临床治疗提供新的契机。现已证实多种基因位点包括 KCNQ1、KCNE1 以及 KCNE2 的突变有致 ATA 作用[2,4],因此促 ATA 发生的上游分子机制尤显重要。

Rgs5 作为一种具有 GTP 酶激活(GAP)作用的蛋白,可促进 G 蛋白 α 亚单位水解,进而负向调控 G 蛋白偶联受体(GPCR)介导的下游信号转导。而现已发现 GPCR 包括血管紧张素 II 1 型受体(AT1R)及内皮素 A 型受体(ETR_A)可在房颤所致的心房重构过程中发挥重要作用[5,7]。同时,前期研究也发现了 Rgs5 可在心肌肥厚及心脏纤维化中发挥作用[15]。因此,提示 Rgs5 可能通过 GPCR 信号转导机制影响促心律失常机制的发生。本研究通过分析 Rgs5 基因敲除小鼠心房的电生理及组织学特征,阐明 Rgs5 与房性心律失常发生的联系及其机制。

1.1　材料与方法

1.1.1　实验动物

Rgs5 基因敲除小鼠（Rgs5$^{-/-}$）均以 C57BL/6 小鼠为背景建立（雄性，10~12 周龄），对照组 C57BL/6 野生型小鼠（WT），均由武汉大学动物模式中心提供。所有动物饲养在温度、湿度恒定且昼夜交替（12h）的房间。

1.1.2　遥测心电图（Telemetry ECG）记录

小鼠经腹腔注射戊巴比妥钠（60mg/kg）麻醉后，置于 37℃ 恒温加热板上固定四肢。取下腹部右侧切口（1~2cm），钝性分离皮下组织成囊袋，将植入子（EA-F20，DSI 公司）体部置入囊袋，并将阳性和阴性电极按标准 II 导联的位置分别缝合在右侧肩部和左侧腹股沟皮下。接收器（RMC-1）置于每只动物笼，并与数据采集系统（Dataquest A.R.T，DSI 公司）连接，滤波范围设置为 0.05~1kHz，增益为 1 000 倍，信号采集频率为 1 000Hz。为适应植入子存在，所有动物均于植入后 2~3 天开始记录，记录时间持续 24h。数据分析采用 P3 软件，分析包括 24h 连续记录心率、P 波宽度及幅度、PR 间期以及 QRS 宽度。

1.1.3　心脏超声检查

经腹腔注射 50mg/kg 戊巴比妥钠麻醉小鼠，取左侧卧位或仰卧位剃毛暴露左胸前区，进行心脏超声检查[2]。采用高频超声诊断仪（SONOS 5500，Philips Electronics，Amsterdam），频率为 15MHz，选取左心室乳头肌短轴切面，测量左室收缩末内径（LVESD）、左室舒张末内径（LVEDD）、舒张期室间隔厚度（IVSD）、左心室后壁厚度（LVPWD）、左房内径（LAD）、左室射血分数（LVEF）、短轴缩短率（FS）。

1.1.4 组织纤维化检测

断颈处死小鼠并迅速取出心脏，将其置入 PBS 溶液中清洗表面血液，同时剪去多余组织。然后置入 5% 的多聚甲醛脱水处理 24h。经石蜡包埋后沿心脏长轴位切片，厚度 3~5μm。用天狼星红-饱和苦味酸液染色（0.5% 天狼星红 10ml；苦味酸饱和液 90ml）[15]。

染色步骤如下：

①中性甲醛液固定组织，石蜡切片，常规脱蜡至水；

②用 Harris 苏木素染核；

③天狼星红-饱和苦味酸溶液染色 15~30min；

④经无水乙醇分化和脱水；

⑤二甲苯透明及中性树胶封片。

然后将切片置于光学成像系统分析，胶原面积分析采用 Adobe Photoshop 7.0 软件，胶原纤维呈红色，细胞核呈绿色，其他呈黄色。胶原面积百分比用红色像素/（红色-黄色像素）计算。

1.1.5 离体心脏制备

经充分抗凝（肝素钠 100IU，ip）10min 后断颈处死小鼠并开胸迅速取出心脏，置于 100% O_2 饱和的冰冷（4℃）生理盐水中。剪去心包膜及周围脂肪组织使主动脉弓暴露，在显微镜下将 22 号针头经主动脉逆行穿入后，连接于 Langendorff 心脏灌流装置上（AD instruments，Australia）。经主动脉逆行灌流 100% 氧饱和的 HEPES 缓冲 Tyrode's 液（mmol/L：NaCl 130；KCl 5.4；$CaCl_2$ 1.8；$MgCl_2$ 1；Na_2HPO_4 0.3；HEPES 10；葡萄糖 10；pH 值经 NaOH 调整至 7.4），37℃恒温，灌流速度 2~2.5ml/min，灌注压稳定在 60~80mmHg。从取出心脏到实现灌流及心脏复跳全过程须在 5min 内完成，待稳定 20min 后开始记录。排除液体复灌后 20min 有明显缺血及心律不齐或心律失常发生的标本。

1.1.6 单相动作电位及双极电图记录

将一对铂金刺激电极（间距 1mm）置于右心耳外膜起搏心脏，

频率为 8Hz，脉宽为 1ms，电压为 2 倍舒张期起搏阈值。使用自制 MAP 电极(linton instruments, Harvard Apparatus)记录心房肌单相动作电位(monophasic action potential, MAP)。外膜双极电图记录采用直径 0.25mm Teflon 包绕的氯化银双极电极(linton instruments, Harvard Apparatus)，记录心房外膜电图，所有信号均接入 MAP 放大器(AD instruments, Australia)，滤波范围为 0.3~1kHz。

1.1.7　刺激程序

1)程控刺激(program electrical stimulus, PES)

将双极电极置于和 MAP 电极置于心房，记录基线状态下 MAP 和双极电图 10min 后行程控刺激：8 个 S1 刺激加单个早搏刺激(S2)，S2 从 125ms 开始，以－1ms 反扫，观察 AP 和双极电图变化。记录心房有效不应期(AERP)、房室结有效不应期(AVERP)、房性心律失常诱发率、发生类型以及持续时间。

2)Burst 刺激诱发

发放 50Hz 持续 2s 的串刺激，串频率为 0.2Hz，总刺激时间小于 3min[24]。记录房性心律失常发生类型、持续时间以及发生频率。有效不应期定义为 S1-S2 间期逐级减小至 S2 不能产生激动波止。ATA 持续时间以<10s、10~30s 以及>30s 划分，>30s 的 ATA 定义为持续性房性快速心律失常。

3)窦房结功能测定

评价窦房结功能采用窦房结恢复时间(SNRT)、校正窦房结恢复时间(cSNRT)以及窦房结恢复时间指数(SNRTi)。采用 2s 的串刺激，刺激周长为 100ms。窦房结恢复时间定义为串刺激的末尾与第一个窦性周期间的时间间隔，cSNRT 定义为 SNRT 减去串刺激前窦性周期的 RR 间距，SNRTi 则为 cSNRT 与 SNRT 的比值[16]。

1.1.8　跨膜动作电位(TAP)的记录

经充分抗凝(肝素钠 100IU, ip)10min 后断颈处死小鼠并开胸迅速取出心脏，置于 100% O_2 饱和的冰冷(4℃)生理盐水中。沿心室基底部横轴减去左右心室，保留心室基底部和左右心房。将心房标本置于 100% 氧饱和的 HEPES 缓冲 Tyrode's 液（溶液配方同前），37℃ 恒温，灌流速度 3~4.5ml/min。跨膜动作电位记录电极采用玻璃拉制微电极，电极尖端 <0.1mm，电极阻抗 10~20MΩ，充灌 3mmol/L 的氯化钾溶液。电极尾端接于 EPC-9 放大器（list instruments，Germany）。数据分析采用 Pulse-pulsefit 软件（Version 8.31，HEKA Co. Germany）。刺激程序采用 2ms，1.5 倍舒张阈值的方波经双极 Teflon 包绕的银丝刺激电极输出，刺激频率为 1Hz、2Hz、3.3Hz、5Hz 和 6.7Hz。

1.1.9　心房肌细胞的分离

小鼠经腹腔注入 100U 肝素 10min 后短颈处死，迅速取出心脏经主动脉插管后置入 Langendorff 循环灌流装置。采用分步灌流法分离心肌细胞：

1）HEPES 缓冲 Tyrode's 液（溶液配方同前）灌流 5min。

2）HEPES 缓冲无钙 Tyrode's 液灌流 5min。

3）含酶消化液（无钙 Tyrode's 液 30ml；0.6mg/ml 胶原酶 II；0.1%BSA；20mmol/L 牛磺酸；30umol/L $CaCl_2$）灌流 15min。

4）KB 液（mmol/L：taurine 10；glutamic acid 70；KCl 25；KH_2PO_4 10；glucose 22；EGTA 0.5；pH 值经 KOH 调整至 7.2）灌流 5min。灌流结束后剪去心室，保留心房置于 KB 溶液中。心肌细胞分离程序均在室温（25℃）下完成，分离的心肌细胞经 KB 液保存于 4℃ 冰箱[28]。

1.1.10　细胞钾离子通道电流电压关系记录

全细胞膜片钳采用 EPC-9 放大器，并采用 Pulse 软件进行数据记录和分析。将细胞置于灌流槽内经细胞外液（mmol/L：NaCl 130；KCl 5.4；$CaCl_2$ 1；$MgCl_2$ 1；Na_2HPO_4 0.3；HEPES 10；glucose 10，pH 值经 NaOH 调整至 7.4）持续恒温灌流（2ml/min）。电极阻抗 2.5~5MΩ 并充灌细胞内液（mmol/L：K-aspartate 110，KCl 20，NaCl 8，$MgCl_2$ 1，$CaCl_2$ 1，MgATP 4，EGTA 0.1，10 HEPES，pH 值经 KOH 调整至 7.2），串联电阻控制在 4~8MΩ。室温控制在

$22 \sim 25℃$。

1）总钾电流（I_{peak}）电压-电流关系经 500ms、电压为 $-40mV$ 至 $+60mV$、阶跃 10mV 的测试脉冲引出，钳制电压为 $-80mV$，脉冲发放频率 0.1Hz。

2）超速激活的瞬时外向整流钾电流（I_{Kur}）记录首先经 100ms、$-40mV$ 的预刺激使瞬时外向钾电流（I_{to}）失活，然后发放 500ms、电压为 $-40mV$ 至 $+60mV$、阶跃 10mV 的测试脉冲引出。

3）稳态外向钾电流（I_{SS}）于记录 I_{Kur} 后加入 100uM 4-氨基吡啶（4-AP）引出。

4）I_{to} 记录使维持电位为 $-80mV$，测试电位 $-40mV$ 至 $+60mV$，阶跃 10mV，钳制时间 400ms。

5）内向整流钾电流（I_{K1}）记录维持电位 $-80mV$，测试电位 $-120mV$ 至 $-40mV$，阶跃 10mV，钳制时间 350ms 引出。

1.1.11　I_{to} 和 I_{Kur} 通道动力学记录

1）I_{to} 和 I_{Kur} 通道的稳态失活性质采用双脉冲刺激。将细胞膜电位维持在 $-80mV$，给予持续 1s 的前刺激（$-110 \sim -10mV$，阶跃为 10mV），然后采用持续 1s 的 $+30mV$ 测试电压记录 I_{to} 失活；I_{Kur} 失活性质则给予从 $-110 \sim -10mV$ 阶跃为 10mV 的前刺激（持续 5s），然后用 100ms、$-40mV$ 的预刺激使 I_{to} 失活，随后发放 $+30mV$ 持续 5s 的测试脉冲记录。各电压下的测试电流幅值均与最大幅值做标准化比率（I/I_{max}），然后数据经 Boltzmann 方程线性拟合并绘制通道失活曲线。

2）I_{to} 的时间依赖性失活后恢复性质记录，首先将细胞膜电位维持在 $-80mV$，以 $+30mV$ 且持续 500ms 的钳制脉冲使 I_{to} 通道失活，经不同的时间间隔给予 500ms、$+30mV$ 的钳制脉冲，记录各时间点 $10 \sim 500ms$ 对应的 I_{to} 峰电流幅值；I_{Kur} 的时间依赖性失活后恢复性质记录，在发放 $+30mV$ 持续 1.5s 的钳制脉冲后，紧跟 100ms、$-40mV$ 的预刺激使 I_{to} 失活，然后经不同的时间间隔（$10 \sim 3000ms$）给予 500ms、$+30mV$ 的钳制脉冲。各时间点下的测试电流峰值均与失活脉冲引出的电流峰值做标准化比率（P2/P1），并与时间间隔做指数曲线拟合。

1.1.12 实时定量 PCR 检测

应用 Real-time PCR 技术检测局部心房肌纤维化指标包括：Tgfβ1，Col1α1 和 Col3α1 的 mRNA 表达。引物设计采用 Primer5.0 并由 Invitrogen 公司合成。结果采用 $2^{-\Delta\Delta CT}$ 法进行分析。引物序列如下：

COL1a	F	CCTCCCAGAACATCACCTATCA
	R	GGTCTTGGTGGTTTTGTATTCG
COL3a	F	ATGACTGTCCCACGTAAGCACT
	R	GGTATGTAATGTTCTGGGAGGC
TGFβ1	F	CCGCAACAACGCCATCTA
	R	TCCGTCTCCTTGGTTCAGC
actin	F	CTGAGAGGGAAATCGTGCGT
COL1a	R	CCACAGGATTCCATACCCAAGA

具体实验步骤如下：

RNA 的提取：

材料：灭过菌的枪头、EP 管、去离子水、TRIzol ® Reagent（Invitrogen，15596026）、三氯甲烷、异丙醇、无水乙醇、冷冻离心机。

步骤：

①每样本加入 1ml Trizol 试剂消化；

②加三氯甲烷 200ul 经充分混匀，静置 10min 后以 4℃ 离心（13 200rmp）15min；

③收集上清液置于无菌 EP 管内，加入等体积 4℃ 的异丙醇，经混匀后放常温放置 10min 后，4℃ 离心（13 000rmp）15min，管底的白色沉淀即为 RNA；

④加入 1ml 75% 乙醇，4℃ 离心（13 000rmp）15min；

⑤弃上清，经瞬时离心后吸干管内液体，再加入适量的去离子

水溶解。

逆转录：

准备材料：逆转录试剂盒：all-in-One™ First Strand cDNA Synthesis Kit（GeneCopoeia™ AORT-100），dNTP（10mM）。

① 加入

Components	Volume
RNA	Xμl（10ng～1ug）
逆转录引物（10um）	1μl
RNase free H$_2$O	Add to 13μl
总体系	13μl

②轻轻混匀，65℃反应 10min，后立即置于冰上 2min，然后加入

Components	Volume
RNA-primer mix	13μl
5×RT Reaction Buffer	5μl
dNTP（25mmol/L）	1μl
Rnase inhibitor（25U/μl）	1μl
M-MLV RTase（200 U/μl）	1μl
RNase free H2O	Add to 25μl
总体系	25μl

③42℃孵育 60min，85℃加热灭活 5min，-20℃保存。

Real-time PCR：

材料：all-in-One™ qPCR Master Mix（GeneCopoeia™，AOPR-1200）、上下游引物、cDNA、ddH$_2$O，Real time-PCR 仪（ABI stepone plus）。

步骤：

1）内参引物由 primer5.0 软件设计，并由英俊公司合成；

2)引物的配制：①将引物瞬时离心；②按照说明书加入去离子水，加盖混匀，配成 100uM/L 的贮存液；③另取一 EP 管，将上、下游引物稀释为 10.0umol/L 终浓度的工作液；

3)cDNA 的配置：将 cDNA 从冰箱中取出，加入适量的去离子水，稀释至合适的浓度。

4)反应体系

2X all-in-One™ qPCR Mix	10μl
引物(10nmol/μl)	上下游各 0.4μl
ddH₂O	3.8μl
50X Rox Reference Dye	0.4μl
cDNA(适度稀释)	5μl
总体系：	20μl

5)反应条件

$$
\begin{array}{ll}
95℃ & 3min \\
95℃ & 15s \\
58℃ & 20s \\
72℃ & 20s
\end{array}\bigg\} 40 个循环
$$

6)扩增程序图(以退火温度为 60℃为例)如图 1-1 所示。

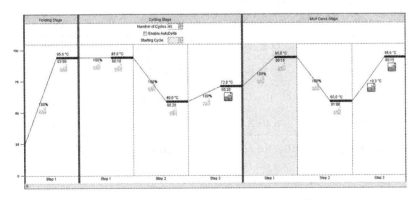

图 1-1　扩增程序图(以退火温度 60℃为例)

1.1.13　统计学处理

所有数据(均数±标准差)分析均采用 SPSS 16.0 软件,利用 Fisher 检验和 Student's 检验分析连续变量资料。电流曲线作图和分析应用 Pulsefit 和 Origin8.0 软件(Microcal Co. USA)。计量资料数据以均数±标准差表示,以 $P<0.05$ 为差异有显著性。

1.2　结　果

1.2.1　心电图记录结果

利用植入式动态心电图监测 Rgs5 基因敲除小鼠是否存在心脏电学异常,24h 连续监测未记录到野生型(WT)与 Rgs5$^{-/-}$组有自发房性快速心律失常发生,两组心率也无明显差异($P>0.05$)。然而,分析 Rgs5$^{-/-}$组 II 导联 ECG 发现 P 波较 WT 组明显增宽(11.3±2.3 ms vs 9.4±2.4ms,$P<0.05$),PR 间期延长(34.0±1.9ms vs 36.1± 1.5ms,$P<0.05$)(表 1-1,图 1-2)。

表 1-1　　　　　　**WT 与 Rgs5$^{-/-}$组 ECG 参数比较**

	WT($n=10$)	Rgs5$^{-/-}$($n=10$)	P
HR/bpm	515.8±46.8	505.8±52.6	NS
RR/ms	118.5±7.7	120.6±9.4	NS
PR/ms	34.0±1.9	36.1±1.5	<0.05
P$_{dur}$/ms	7.3±1.1	10.6±2.5	<0.05
P$_{amp}$/mV	0.19±0.03	0.18±0.04	NS
QRS/ms	8.0±0.1	8.1±0.4	<0.05

注:HR:心率;RR:RR 间期;PR:PR interval;P$_{dur}$:P 波时限;P$_{amp}$:P 波振幅;QRS:QRS 波宽度;NS:无统计学差异。

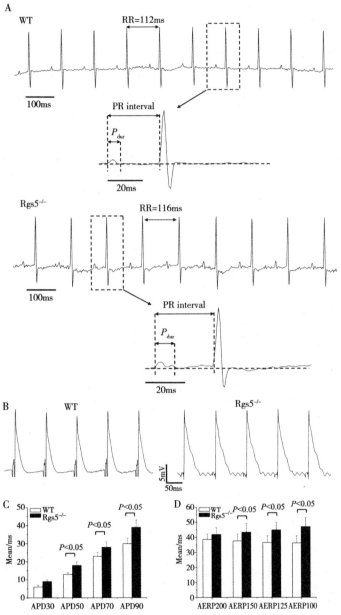

图 1-2 A. WT 组与 Rgs5⁻ᐟ⁻ 组小鼠体表心电图（ECG）及 P 波时程和 PR 间期测
量；B. 单相动作电位（MAP）记录；C. MAP 时程的对比；D. 不同起
搏周长（150ms，125ms 和 100ms）下心房有效不应期（AERP）的对比

1.2.2 心脏超声检测

为证实增宽的 P 波是否与左房结构变化有关，经胸心脏超声探查左房内径发现 WT 与 Rgs5$^{-/-}$组间无显著差异（1.43±0.03mm vs 1.40±0.08mm，$P>0.05$）。并且两组左心室射血分数（LVEF）以及短轴缩短率（FS）也无统计学差异（$P>0.05$）（表 1-2）。

表 1-2   **WT 与 Rgs5$^{-/-}$组超声参数比较**

	WT（$n=8$）	Rgs5$^{-/-}$（$n=8$）	P
HR/bpm	458.7±39.7	449.0±31.9	NS
LVEDD/mm	3.60±0.13	3.51±0.12	NS
LVESD/mm	2.08±0.02	2.09±0.04	NS
LAD/mm	1.43±0.03	1.40±0.08	NS
LVEF/%	78.11±1.18	80.11±2.04	NS
FS/%	43.66±1.45	41.35±2.81	NS

注：HR：心率；LVEDD：左室舒张末内径；LVESD：左室收缩末内径；LAD：左房内径；LVEF：左室射线分数；FS：短轴缩短率；NS：无统计学差异。

1.2.3 Rgs5$^{-/-}$增加心房复极时间

在离体状态下，心房肌单相动作电位（MAP）幅值均在 4.8～15.1mV 之间，并且 WT 与 Rgs5$^{-/-}$组之间无显著差异（$P>0.05$）。在 8Hz 心房规则起搏下，测得 Rgs5$^{-/-}$组 MAP 时程从 30%至 90%较 WT 组均显著延长。在不同 S1 频率的程控刺激（PES）下测得心房有效不应期（AERP）于 Rgs5$^{-/-}$组均显著大于 WT 组，6.7Hz：（43.4±8.8ms vs 37.6±6.5ms，$P=0.04$），8Hz：（44.9±8.8ms vs 36.5±6.6ms，$P<0.01$）and 10Hz：（47.0±11.1ms vs 36.2±4.7ms，$P<$

0.01)(表 1-3)。

　　跨膜动作电位(TAP)检测由于孤立的心房组织自主搏动频率很低,因此人工起搏频率可从 1Hz 到 6.7Hz 发放。与 MAP 结果相似,Rgs5$^{-/-}$组 TAP 时程于不同起搏频率下均明显大于 WT 组。并且在低起搏频率(1Hz 和 2Hz)下于 Rgs5$^{-/-}$组可观察到早期后除极(EAD)发生(6/11,54.5%),而 WT 组未观察到 EAD 现象(图1-3)。

表 1-3　　　　**WT 与 Rgs5$^{-/-}$组离体心脏电生理参数比较**

	WT($n = 18$)	Rgs5$^{-/-}$($n = 18$)	P
RR	154.6±28.3	167.5±32.1	NS
AERP$_{200}$	38.6±7.6	41.9±7.7	NS
AERP$_{150}$	37.6±6.5	43.4±8.8	<0.05
AERP$_{125}$	36.5±6.6	44.9±8.8	<0.01
AERP$_{100}$	36.2±4.7	47.0±11.1	<0.01
AVERP$_{200}$	50.0±12.0	58.2±16.3	NS
AVERP$_{150}$	53.0±11.2	59.0±17.3	NS
AVERP$_{125}$	51.9±12.8	54.9±13.6	NS
AVERP$_{100}$	52.6±14.2	46.2±6.5	NS
WCL	66.8±11.9	87.1±20.6	<0.01
SNRT	237.5±45.5	312.4±67.9	<0.01
cSNRT	84.9±11.2	144.8±31.7	<0.01
SNRTi	1.5±0.1	1.8±0.4	<0.01

　　注:AERP:心房有效不应期;AVERP:房室结有效不应期;WCL:文氏周长;SNRT:窦房结恢复时间;cSNRT:校正窦房结恢复时间;SNRTi:窦房结恢复时间指数;下标(100,125,150)为 S1 起搏周长;NS:无统计学差异。

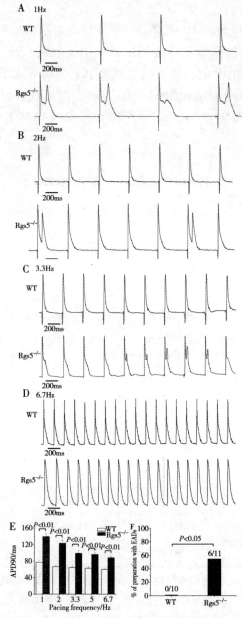

图 1-3　A-D. WT 组与 Rgs5⁻ʹ⁻组离体心脏于不同起搏频率（1～6.7Hz）下跨膜
　　　动作电位（TAP）的记录；E. 不同起搏频率（1～6.7Hz）90%动作电位
　　　时程（APD₉₀）的对比；F. 早后除极发生率的对比

1.2.4 窦房结及房室结功能检测

利用窦房结回复时间(SNRT)评价窦房结自主节律,经心房刺激获得窦房结恢复时间参数显示 Rgs5$^{-/-}$ 小鼠窦房结自主功能明显障碍,表现为 SNRT、cSNRT 以及 SNRTi 较 WT 组显著增大(SNRT 312.4±67.9ms vs 237.5±45.5ms,$P<0.01$;cSNRT 144.8±31.7ms vs 84.9±11.2ms,$P<0.01$;SNRTi 1.8±0.4 vs 1.5±0.1,$P<0.01$)。此外,Rgs5$^{-/-}$ 小鼠房室结有效不应期(AVERP)在不同 S1 频率均显著与 WT 组比较无显著统计学差异($P>0.05$)。然而,通过心房增频刺激测得房室结文氏周长(WCL)于 Rgs5$^{-/-}$ 组增大明显(87.1±20.6ms vs 66.8±11.9ms,$P<0.01$)(图1-4)。

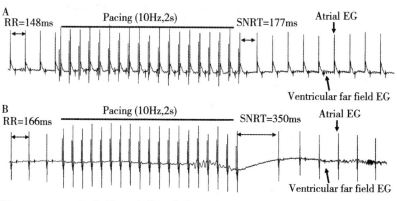

图1-4 A. WT 组离体心脏灌注条件下窦房结恢复时间(SNRT)的测量;
B. Rgs5$^{-/-}$组离体心脏灌注条件下 SNRT 的测量

1.2.5 Rgs5$^{-/-}$增加房性心律失常的诱发及持续时间

利用心房程控刺激(PES)和 Burst 刺激对 Rgs5$^{-/-}$ 和 WT 心脏进行房性快速性心律失常(ATA)的诱发。每个心脏在诱发后均恢复了窦性节律。但相对于 WT 组,Rgs5$^{-/-}$ 组小鼠显示了较高的总体诱发率。将房性心律失常发生时间分为三组:<10s组、10~30s组、>30s组。诱发出的大多数房性心律失常持续时间都位于<10s组,其中 Rgs5$^{-/-}$ 小鼠诱发率为 40%(6/15),而 WT 组为 7.1%

(1/14)。在>30s 的持续性 ATA 中，Rgs5$^{-/-}$ 发生率为 6.7%(1/15)，WT 组无诱发(图 1-5，表 1-4)。

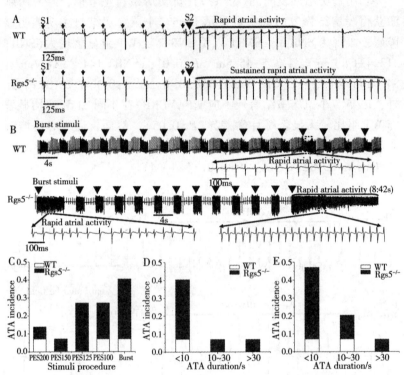

图 1-5　A. WT 组与 Rgs5$^{-/-}$组离体心脏灌注条件下心房程控刺激(PES)诱发的房性心律失常(ATA)；B. 离体心脏灌注条件下心房 Burst 刺激(50Hz，2s)诱发的 ATA；C. 不同刺激条件下 ATA 的诱发率对比；D. PES 诱发的 ATA 持续时间对比；E. Burst 诱发的 ATA 持续时间对比

表 1-4　　　**PES 和 Burst 刺激房性心律失常的诱发率比较**

	WT($n=14$)	Rgs5$^{-/-}$($n=15$)
Inducibility		
PES$_{200}$	7.1%(1/14)	6.7%(1/15)
PES$_{150}$	0	6.7%(1/15)
PES$_{125}$	0	26.7%(4/15)*
PES$_{100}$	7.1%(1/14)	20.0%(3/15)*
Burst	7.1%(1/14)	26.7%(4/15)*

	WT($n=14$)	Rgs5$^{-/-}$($n=15$)
PES Duration		
<10s	7.1%(1/14)	33.3%(5/15)*
10~30s	0	6.7%(1/15)
>30s	0	6.7%(1/15)
Burst Duration		
<10s	7.1%(1/14)	40.0%(6/15)*
10~30s	7.1%(1/14)	13.3%(2/15)*
>30s	0	6.7%(1/15)

注：下标(100，125，150)为 S1 起搏周长；* $P<0.05$ Rgs5$^{-/-}$ vs WT。

1.2.6 Rgs5$^{-/-}$导致了心房肌细胞 K$^+$电流的重构

全细胞膜片钳测得 WT 和 Rgs5$^{-/-}$组静息膜电位分别为$-77.6\pm$ 2.1mV 和 78.3 $\pm$ 1.8m（$P>0.05$），平均膜电容无差异为（WT：130.6 $\pm$ 23.9pF；Rgs5$^{-/-}$：114.2 $\pm$ 26.8pF，$P>0.05$）。在室温（22℃）条件下记录心房肌细胞外向 K$^+$电流发现：Rgs5$^{-/-}$组外向总钾电流（I_{peak}）较 WT 组发生明显衰减，电流-电压曲线（I-V）显示：在钳制电压达到+60mV 时，Rgs5$^{-/-}$细胞 I_{peak}峰值密度较 WT 组显著减少（53.5$\pm$5.4pA/pF vs 40.1$\pm$4.0pA/pF，P<0.05）。分别检测 I_{peak}的两种电流成分：瞬时外向钾电流（I_{to}）以及超速激活的延迟整流钾电流（I_{Kur}），发现该两种外向电流密度成分于 Rgs5$^{-/-}$组心房肌细胞同样发生明显减少（I_{to} at +60 mV：16.7$\pm$1.3 pA/pF vs 20.4$\pm$ 2.0pA/pF，$P<0.05$；I_{kur} at +60 mV：14.0$\pm$2.2 pF/pA vs 17.9$\pm$2.0 pF/pA，$P<0.05$）。此外，在对内向整流钾电流（I_{K1}）的检测中发现：在钳制电压为-120mV 时，I_{K1}峰值密度于两组间没有显著差异（-16.6 ± 2.5pA/pF vs -18.6 ± 2.1pA/pF，$P>0.05$）（图 1-6）。为了证实以上电流结果的准确性，我们在生理温度下（37℃）重复了实验检测，结果显示：I_{peak}、I_{to}以及 I_{Kur}电流幅值均较室温下明显增大（$P<0.05$），并且峰值电流密度于 Rgs5$^{-/-}$和 WT 组心房肌细胞间仍存在显著差异性 I_{peak}（+60mV：44.3$\pm$4.2pA/pF vs 59.2$\pm$4.7pA/pF，$P<0.05$）、I_{to}（+60mV：20.4$\pm$2.0pA/pF vs 23.2$\pm$2.5pA/pF，$P<0.05$）和 I_{Kur}（+60mV：17.1 $\pm$ 1.5pF/pA vs 19.2$\pm$1.9pF/pA，$P<0.05$）（图 1-7）。

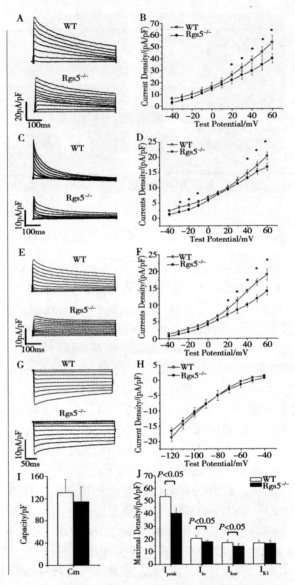

图 1-6　A-B WT 组与 Rgs5$^{-/-}$ 组心房肌细胞总钾电流的记录及电流-电压（I-V）
曲线对比；C-D. 瞬时外向钾电流（I_{to}）记录及电流-电压（I-V）曲线对
比；E-F. 超速延迟整流钾电流（I_{Kur}）的记录及电流-电压（I-V）曲线对
比；G-H. 内向整流钾电流（I_{K1}）的记录及电流-电压（I-V）曲线对比；
I-J. 细胞电容（Cm）及钾电流密度的对比

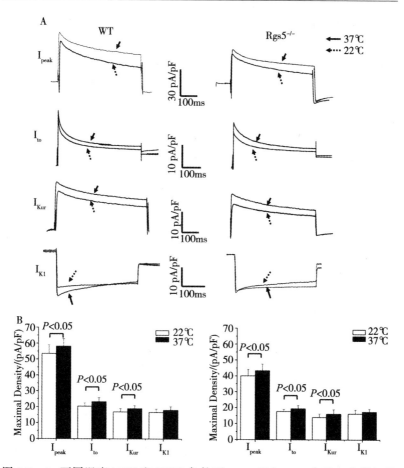

图 1-7 A. 不同温度(22℃和37℃)条件下，WT 组与 Rgs5$^{-/-}$组心房肌细胞
I_{peak}，I_{to}，I_{Kur} 及 I_{K1} 峰值电流的记录；B. WT 组各类钾电流在不同温度
条件下峰值电流密度(Maximal Density)的对比；C. Rgs5$^{-/-}$组各类钾电
流在不同温度条件下峰值电流密度的对比

在通道动力学的分析中，我们对 I_{to} 和 I_{Kur} 的失活恢复性质进行
了检测。分析 I_{to} 的稳态失活曲线得出：半数激活电压($V_{1/2}$)和斜率
(k)于 Rgs5$^{-/-}$ 和 WT 组心房肌细胞间无显著差异($V_{1/2}$：－63.1±
1.0mV vs －62.2±1.0mV，$P=0.13$；k：13.0±0.8mV vs 13.2±
0.7mV，$P>0.05$)。然而，该通道的失活恢复时间常数与 Rgs5$^{-/-}$ 发

生明显延长（time constant：107.5±13.6ms vs 95.1±13.2ms，$P<$
0.05）。对于 I_{Kur} 通道结果显示：Rgs5$^{-/-}$ 心房肌细胞的 $V_{1/2}$（−51.8±
0.9mV vs −55.8±0.9mV，$P<0.01$）以及失活恢复时间常数（356.9±
20.6ms vs 577.0±38.3ms，$P<0.01$）均较 WT 组发生显著改变（图
1-8）。

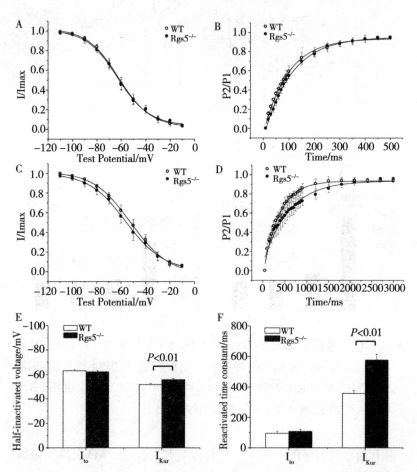

图 1-8　A-B. WT 组与 Rgs5$^{-/-}$ 组心房肌细胞 I_{to} 电流稳态失活曲线及失活恢复
　　　曲线的对比；C-D. 两组心房肌细胞 I_{Kur} 电流稳态失活曲线及失活恢复
　　　曲线的对比；E. 两组 I_{to} 和 I_{Kur} 电流半数激活电压（$V_{1/2}$）的对比；F. 两
　　　组 I_{to} 和 I_{Kur} 电流失活恢复时间常数（τ）的对比

1.2.7 Rgs5⁻/⁻对心房纤维化的影响

分析心房间质纤维化指标 Tgfβ1，Col1α1 和 Col3α1 的 mRNA 表达发现与 Rgs5⁻/⁻ 和 WT 两组心房肌组织中无显著差异（$P >$ 0.05），证实了 Rgs5⁻/⁻ 并未促进心房纤维化的形成机制。与此同时，天狼星红染色（PSR）心房胶原也显示了两组间胶原面积比率无明显差异（12.1%±3.4% vs 10.9%±2.7%，$P > 0.05$）（图 1-9）。

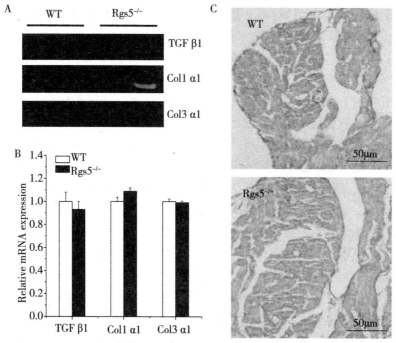

图 1-9 A-B. WT 组与 Rgs5⁻/⁻组心房肌组织纤维化相关分子（Tgfβ1，Col1α1 和 Col3α1）mRNA 的定量检测及对比；C. 两组心房肌组织 PSR 染色对比

1.3 讨 论

1.3.1 主要发现

本研究重点阐明了 Rgs5 基因缺失对心房电重构的影响，发现

了：①Rgs5 敲除后通过钾电流的衰减延长了心房复极时程；②使心房复极不均一性增加，进而促进了房性快速性心律失常的诱发，并延长了持续时间。

1.3.2　Rgs5 与心房复极时程

G 蛋白作为心脏信号转导的关机调节因子，通过与 G 蛋白偶联受体(GPCR)偶联来发挥其作用。G 蛋白包括 α 亚单位($G\alpha$)和 βγ 亚单位($G\beta\gamma$)，不同的 α 亚单位可特异性作用于不同的 G 蛋白偶联受体[18]。例如，$G\alpha_i$ 可特异性地被毒蕈碱受体激活，$G\alpha_s$ 可被 β 肾上腺素能受体激活，而 $G\alpha q$ 则能被血管紧张素 II 受体(AT1R)以及内皮素受体(ETA)特异性激活。RGS5 作为 G 蛋白信号调控因子超家族成员之一，能通过其 GTP 酶激活特性作用于 $G\alpha_i$ 和 $G\alpha q$ 介导的下游信号通路，从而负向调控 G 蛋白偶联受体的信号转导[5]。我们之前的研究已经证实了 RGS5 心脏特异性转基因小鼠可通过抑制 MEK-ERK1/2 信号途径阻止心肌肥厚和纤维化的发生发展，而 RGS5 基因敲除小鼠在压力负荷下则表现为完全相反的表型[15]。敲低 RGS5 可导致 AT1R 介导的 ERK1/2 信号通路选择性激活[17]。之前的研究也报道了 AngII 与 AT1R 结合后可使多种 K^+ 电流发生衰减，包括电压依赖性 K^+ 通道(Kv)、ATP 敏感性 K^+ 通道(K_{ATP})以及钙依赖性 K^+ 通道(B_{Kca})，而使用 AT1R 拮抗剂则可逆转其对 K^+ 电流的影响[9,11,23,25,26]。值得注意的是，研究者在对 AT1R 心脏过表达的小鼠心肌细胞研究中发现了延迟后除极现象以及显著衰减的复极相 K^+ 电流，并伴随自发的室性心律失常[14]。因此，作为 GPCR 信号通路的负向调控因子，RGS5 可通过对 K^+ 电流的作用直接影响心肌细胞复极特性。

作为小鼠心脏复极相的主要成分，电压依赖性 K^+ 电流发挥了比在其他哺乳动物心脏更强的作用，减少该电流可导致复极相显著延长[8]。本项研究中，我们发现了心房动作电位时程在 Rgs5$^{-/-}$ 小鼠发生明显延长，并伴随有心肌细胞多种钾电流的衰减，包括 I_{peak}、I_{to} 和 I_{Kur}，但内向整流钾通道与 WT 组相比发生显著改变。Rivard 等研究证实：AT1R 受体心脏过表达导致的动作电位时程延

长是由于心肌细胞 I_{to} 和 I_{Kur} 通道密度和动力学性质发生改变引起的。值得注意是，这些电生理改变并不依赖于心脏结构和功能的改变[20]。而 I_{K1} 通道密度的减少则往往继发于心脏功能异常以及心肌细胞体积增大[3]。在本项研究中，$Rgs5^{-/-}$ 心脏并未表现有心房结构的改变，并且心脏功能也与 WT 组相似。基于该实验现象，我们可得出 I_{K1} 电流的改变与心肌细胞肥厚密切相关，而与 AT1R 受体的激活无直接联系。因此，Rgs5 基因敲除导致的心肌细胞 I_{to} 和 I_{Kur} 通道密度和动力学性质改变可能归因于 $AT1R/G_q$ 信号转导通路的激活。

1.3.3 Rgs5 与房性快速性心律失常

Toumi 等报道了 Rgs2 作为另一 RGS 蛋白超家族成员，在小鼠心房呈现高表达并且对房性心律失常发生有重要作用。该研究发现：$Rgs2^{-/-}$ 小鼠在程控刺激（PES）下更易发生房性心动过速和房颤，并且大多伴随有心房不应期异质性增大和局部传导阻滞。这些现象均提示 Rgs2 基因敲除后为小鼠心房提供了心电传导的折返基质[27]。房性快速型心律失常可被快速异位激动（例如肺静脉电位）所触发，并且通过功能性折返环得以维持[12,19]。而作为房性心律失常发生的主要危险因素，复极相的延长可导致后除极发生而为触发机制提供潜在条件，并且许多研究也发现了房性心律失常在长 QT 综合征小鼠模型中易于诱发的现象[13,21]。本项研究也在 $Rgs5^{-/-}$ 小鼠心房肌细胞记录到早后除极现象（EAD），并且程控期前刺激（PES）和 Burst 刺激均能诱发房性心律失常。该结果说明了 Rgs5 基因敲除后可延长心房肌复极相，并为房性快速型心律失常提供了潜在发生机制。

心房间质纤维化以及心房结构重构作为促进房性心律失常的重要基质条件，现已被应用于各种房颤动物模型的观测指标。本项研究中，我们并未发现 $Rgs5^{-/-}$ 小鼠心房有明显的扩大和纤维化。而在 $Rgs5^{-/-}$ 小鼠 ECG 上却记录到增宽的 P 波则可能提示存在心房内传导阻滞。

1.4　结　论

本研究阐明了 Rgs5 与房性心律失常发生之间的联系，Rgs5 基因缺失可通过衰减的钾电流使心房复极相延长，进而为房性快速型心律失常发生提供潜在条件。

第2章 Rgs5基因敲除对乙酰胆碱介导的房性心律失常的影响

近年来，研究发现迷走神经在房性快速型心律失常的发生中发挥着重要作用，其远端神经节分泌的乙酰胆碱（Ach）可通过作用于心肌细胞表面毒蕈碱受体 2/3（M2R，M3R）影响心房肌电生理特性[29-31]。M2R 和 M3R 现已被证实为 G 蛋白偶联受体，并分别与细胞内 $G\alpha_{i/o}$ 和 $G\alpha_q$ 相偶联，当 Ach 与之结合后即造成 $G\alpha$ 和 $G\beta\gamma$ 亚单位解离，进而激活乙酰胆碱敏感性 K^+ 通道（$I_{K,Ach}$）[32]。Rgs5 作为具有 GTP 酶活性的 GPCR 负向调控蛋白，可对 M 受体的介导的下游效应产生影响。据此，我们提出假设，敲除 Rgs5 可通过放大 M 受体对 $I_{K,Ach}$ 电流激活效应而影响心房肌电生理和房性心律失常的发生。

2.1 材料和方法

2.1.1 实验动物

Rgs5 基因敲除小鼠（Rgs5$^{-/-}$）均以 C57BL/6 小鼠为背景建立（雄性，10~12 周龄），对照组 C57BL/6 野生型小鼠（WT），均由武汉大学动物模式中心提供。所有动物饲养在温度、湿度恒定且昼夜交替（12h）的房间。

2.1.2 遥测心电图（Telemetry ECG）记录

小鼠经腹腔注射戊巴比妥钠（60mg/kg）麻醉后，置于 37℃恒温加热板上固定四肢。取下腹部右侧切口（1~2cm），钝性分离皮下组织成囊袋，将植入子(EA-F20，DSI 公司)体部置入囊袋，并将阳性和阴性电极按标准 II 导联的位置分别缝合在右侧肩部和左侧腹股沟皮下。接收器(RMC-1)置于每只动物笼，并与数据采集系统(Dataquest A. R. T, DSI 公司)连接，滤波范围设置为 0.05 ~ 1kHz，增益为 1000 倍，信号采集频率为 1000Hz。为适应植入子存在，所有动物均于植入后 2~3 天开始记录，记录时间持续 24h。数据分析采用 P3 软件，分析 24h 连续心率变化。

2.1.3　离体心脏制备

经充分抗凝(肝素钠 100IU，ip)10min 后，断颈处死小鼠并开胸迅速取出心脏，置于 100% O_2 饱和的冰冷(4℃)生理盐水中。剪去心包以及周围脂肪组织并暴露主动脉弓，在显微镜下将 22 号针头经主动脉逆行穿入后，连接于 Langendorff 心脏灌流装置上(AD instruments，Australia)。经主动脉逆行灌流 100% 氧饱和的 HEPES 缓冲 Tyrode's 液(mmol/L：NaCl 130；KCl 5.4；$CaCl_2$ 1.8；$MgCl_2$ 1；Na_2HPO_4 0.3；HEPES 10；glucose 10；pH 值经 NaOH 调整至 7.4)，37℃ 恒温，灌流速度 2~2.5ml/min，灌注压稳定在 60~80mmHg。从取出心脏到实现灌流及心脏复跳全过程须在 5min 内完成，待稳定 20min 后开始记录。排除液体复灌后 20min 有明显缺血及心律不齐或心律失常发生的标本。

2.1.4　双极电图记录

外膜双极电图记录采用直径 0.25mm Teflon 包绕的氯化银双极电极(linton instruments，Harvard Apparatus)，记录心房外膜电图，所有信号均接入 MAP 放大器(AD instruments，Australia)，滤波范围 0.3~1kHz。采用功率频谱定量分析双极电图记录的心律失常波形，分析采集 4 096 点信号利用快速傅里叶转换成频谱，5~40Hz 最高峰定义为主导频率(DF)。

2.1.5　刺激程序

1)程控刺激(program electrical stimulus，PES)

将双极电极和 MAP 电极置于心室，记录基线状态下 MAP 和双极电图 10min 后行程控刺激：8 个 S1 刺激加单个早搏刺激（S2），S2 从 125ms 开始，以−1ms 反扫，观察 AP 和双极电图变化。记录心房有效不应期（AERP）、房室结有效不应期（AVERP）。

2）Burst 刺激诱发

刺激电极于右室基底部发放 50Hz 持续 2s 的串刺激，串频率为 0.2Hz，总刺激时间少于 3min[52]。记录房性心律失常发生类型、持续时间以及发生频率。房性快速心律失常持续时间以<10s、10~30s 以及>30s 划分，>30s 的定义为持续性室性快速心律失常。

3）窦房结功能测定

评价窦房结功能采用窦房结恢复时间（SNRT）、校正窦房结恢复时间（cSNRT）以及窦房结恢复时间指数（SNRTi）。采用 2s 的串刺激，刺激周长为 100ms。窦房结恢复时间定义为串刺激的末尾与第一个窦性周期间的时间间隔。校正窦房结恢复时间为 SNRT 减去串刺激前窦性周期的 RR 间距。窦房结回复时间指数定义为 cSNRT 与 SNRT 的比值[44]。

2.1.6 心房肌细胞的分离

小鼠经腹腔注入 100U 肝素 10min 后断颈处死，迅速取出心脏经主动脉插管后置入 Langendorff 循环灌流装置。采用分步灌流法分离心肌细胞：

1）HEPES 缓冲 Tyrode's 液（液体配方同前）灌流 5min。

2）HEPES 缓冲无钙 Tyrode's 液灌流 5min。

3）含酶消化液（无钙 Tyrode's 液 30mL；0.6mg/ml 胶原酶 II；0.1%BSA；20mmol/L 牛磺酸；30umol/L $CaCl_2$）灌流 15min。

4）KB 液（mmol/L：taurine 10；glutamic acid 70；KCl 25；KH_2PO_4 10；glucose 22；EGTA 0.5；pH 值经 KOH 调整至 7.2）灌流 5min。灌流结束后剪去心室，保留心房置于 KB 溶液中。心肌细胞分离程序均在室温（25℃）下完成，分离的心肌细胞经 KB 液保存于 4℃冰箱[56]。

2.1.7　乙酰胆碱敏感性钾通道电流电压关系记录

全细胞膜片钳采用 EPC-9 放大器，并采用 Pulse 软件进行数据记录和分析。将细胞置于灌流槽内经细胞外液(mmol/L: NaCl 130；KCl 5.4；CaCl$_2$ 1；MgCl$_2$ 1；Na$_2$HPO$_4$ 0.3；HEPES 10；glucose 10；Ach 0.001，pH 值经 NaOH 调整至 7.4)持续恒温灌流(2mL/min)。电极阻抗 2.5~5MΩ 并充灌细胞内液(mmol/L: K-aspartate 110，KCl 20，MgCl$_2$ 1，MgATP 4，GTP 0.2，EGTA 0.1 and 10 HEPES，pH 值经 KOH 调整至 7.2)，串联电阻控制在 4~8MΩ。分别于室温(22~25℃)和 37℃条件下记录，维持电位−80mV，测试电位−120mV 至+40mV，阶跃 10mV，钳制时间 1 000ms 引出。利用 100uM BaCl$_2$ 去除 I$_{K1}$ 电流的干扰。

2.1.8　实时定量 PCR 检测

应用 Real-time PCR 技术检测心房肌 Kir3.1 和 Kir4.3 的 mRNA 表达。引物设计采用 Primer5.0 并由 Invitrogen 公司合成。结果采用 $2^{-\Delta\Delta CT}$ 法进行分析。引物序列如下：

Kir3.1	F	TCAAATCTCGGCAGACACCT	282bp
	R	AACGATGACCCCAAAGCAC	
Kir3.4	F	CCTTGAACCAGACCGACATT	187bp
	R	CCTGTTGCTTCTACCATTCCTT	

具体实验方法同前部分所述。

2.1.9　统计学处理

所有数据(均数±标准差)分析均采用 SPSS16.0 软件，利用 Fisher 检验和 Student's 检验分析连续变量资料。电流曲线作图和分析应用 Pulsefit 和 Origin 8.0 软件(Microcal Co. USA)。数据以均数±标准差表示，以 $P<0.05$ 为差异有显著性。

2.2 结 果

2.2.1 Rgs5$^{-/-}$增大 Ach 对心房不应期的影响

在 1μmol/L Ach 作用下经程控刺激测得 Rgs5$^{-/-}$和 WT 组心房 ERP 均较基线状态下发生明显缩短（$P<0.05$），并且其缩短程度在不同起搏周长下于 Rgs5$^{-/-}$组更为明显。为了明确心房 ERP 缩短完全依赖于 Ach 的作用，在经过 30min 的洗脱期后重新测量两组 ERP，结果发现此时 ERP 与基线状态下比较无显著差异（$P>0.05$）（表 2-1）。

表 2-1 离体灌流状态下心脏电生理参数测定及比较

	Baseline		Ach		Washout	
	WT(n=15)	Rgs5$^{-/-}$(n=15)	WT(n=15)	Rgs5$^{-/-}$(n=15)	WT(n=15)	Rgs5$^{-/-}$(n=15)
RR	225.3±48.0	267.3±57.8*	262.9±38.5	351.7±61.9*#	232.1±35.0	265.4±42.1
AERP$_{200}$	37.5±7.5	41.9±7.7	27.7±5.4#	12.0±2.9*#	37.7±5.4	36.5±4.6
AERP$_{150}$	37.1±6.3	42.5±7.3*	25.0±7.4#	13.5±3.8*#	41.7±6.8	36.6±5.5
AERP$_{125}$	36.5±6.4	42.6±7.3*	24.9±7.6#	12.3±3.4*#	43.6±7.8	36.2±6.1*
AERP$_{100}$	36.0±4.5	43.9±9.2*	23.8±7.0#	11.8±3.6*#	45.9±9.1	35.5±4.2*
AVERP$_{200}$	50.0±12.0	54.3±14.1	55.5±11.4	69.4±14.7#	51.1±11.8	58.1±15.3
AVERP$_{150}$	52.6±11.9	55.2±15.4	64.3±4.6#	71.1±16.9#	53.1±10.3	58.8±16.1
AVERP$_{125}$	51.7±13.6	54.9±13.6	70.0±10.3#	78.6±17.9#	52.8±12.4	54.6±10.3
AVERP$_{100}$	52.3±15.6	46.3±6.4	67.6±13.7#	66.8±16.8#	51.8±13.2	47.9±8.6
WCL	61.1±12.9	82.9±16.0*	81.9±22.8#	108.1±29.7*#		
SNRT$_{max}$	286.5±61.3	356.4±78.3*	416.9±50.7#	555.7±71.5*#	306.0±78.9	350.0±67.7*
cSNRT	61.2±11.7	89.1±20.9*	154.0±25.0#	204.0±26.4*#	74.2±19.6	80.6±39.3
SNRTi	1.3±0.2	1.3±0.3	1.6±0.2#	1.7±0.3#	1.3±0.2	1.3±0.2

注：AERP：心房有效不应期；AVERP：房室结有效不应期；WCL：文氏周长；SNRT：窦房结恢复时间；cSNRT：校正窦房结恢复时间；SNRTi：窦房结恢复时间指数；下标（100，125，150，200）为 S1 起搏周长；* $P<0.05$ in Rgs5$^{-/-}$ vs WT and # $P<0.05$ in Ach vs baseline。

2.2.2　Rgs5$^{-/-}$对窦房结及房室结功能的影响

24h 连续 ECG 记录显示 Rgs5$^{-/-}$和 WT 两组间心率无明显差异，然而经腹腔注射卡巴胆碱(0.1mg/kg)后，Rgs5$^{-/-}$组小鼠出现心率减慢，RR 间期较 WT 组显著延长(P<0.05)(图 2-1)。进一步于离体状态下测量两组 SNRT 发现：在 Ach 作用下，Rgs5$^{-/-}$组 SNRT、SNRTc 以及 SRNTi 均显著大于 WT 组(P<0.01)。该现象说明 Rgs5$^{-/-}$放大了 Ach 对窦房结的作用效应。此外，Ach 也导致 AVERP 显著延长(P<0.01)，但两组间无显著差异(P>0.05)。但两组文氏周长于基线和 Ach 状态下均表现明显差异(P<0.01)(表 2-1)。

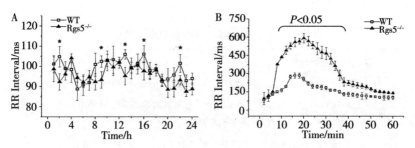

图 2-1　A. WT 与 Rgs5$^{-/-}$组 24h RR 间期比较；B. 腹腔注射卡巴胆碱(CCh)后两组 RR 间期比较

2.2.3　房性快速型心律失常的诱发

基线状态下 Rgs5$^{-/-}$组诱发率于程控刺激和 Burst 刺激下分别为(40.0%，6/15)和(60%，9/15)，显著高于 WT 组(6.7%，1/15)和(14.2%，2/14)。经 Ach 灌注后，Rgs5$^{-/-}$组诱发率明显升高，分别为 (80.0%，12/15) 和 (93.3%，14/15)，而 WT 组则为 (42.8%，6/14) 和 (57.1%，8/14)。并且 Ach 增加了心律失常的持续时间，即 Rgs5$^{-/-}$组持续性心律失常发生率于程控刺激和 Burst 刺激下分别为(20%，3/15)和(66.7%，10/15)，该诱发率显著高于 WT 组的(7.1%，1/14)和(28.7%，4/14)(图 2-2、表 2-2 和表

2-3)。在对心律失常波形的频谱分析中发现，Ach 显著升高了 Rgs5$^{-/-}$ 和 WT 两组的心律失常主导频率（$P<0.05$），但比较两组间则 Rgs5$^{-/-}$ 组无论在程控刺激和 Burst 刺激下，均表现出更高的主导频率（$P<0.05$）（图 2-3、图 2-4）。

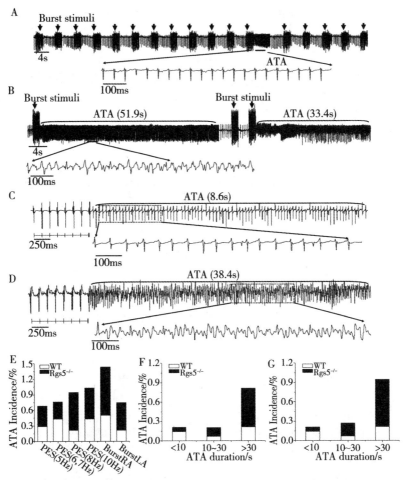

图 2-2　A. WT 组 Burst 刺激房性心律失常（ATA）的诱发；B. Rgs5$^{-/-}$ 组 Burst 刺激 ATA 的诱发；C. WT 组 PES 刺激 ATA 的诱发；D. Rgs5$^{-/-}$ 组 PES 刺激 ATA 的诱发；E. 不同刺激模式下 WT 与 Rgs5$^{-/-}$ 组 ATA 诱发率的对比；F. PES 刺激两组 ATA 时程对比；G. Burst 刺激两组 ATA 时程对比

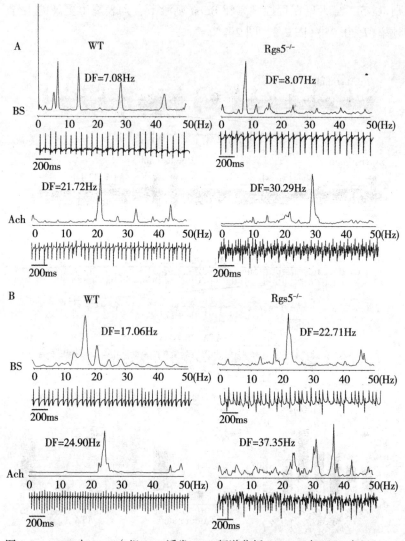

图 2-3　A. WT 与 Rgs5⁻/⁻ 组 PES 诱发 ATA 频谱分析；B. WT 与 Rgs5⁻/⁻ 组 Burst
　　　诱发 ATA 频谱分析；BS：基线状态；Ach：乙酰胆碱灌注状态

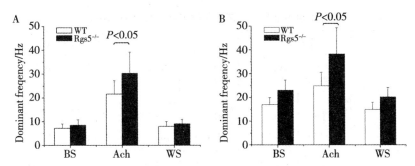

图 2-4　A. 不同灌流状态(BS，Ach，WS)下，PES 诱发房性心律失常波形的主导频率(DF)对比；B. Burst 诱发房性心律失常波形的 DF 对比

表 2-2　**PES 刺激下房性心律失常诱发率及持续时间比较**

	Baseline		Ach		Washout	
	WT	Rgs5$^{-/-}$	WT	Rgs5$^{-/-}$	WT	Rgs5$^{-/-}$
Inducibility						
PES$_{5Hz}$	6.7% (1/15)	6.7% (1/15)	28.6% (4/14)	40.0% (6/15)[#]	0	6.7% (1/15)
PES$_{6.7Hz}$	0	6.7% (1/15)	42.9% (6/14)	33.3% (5/15)[#]	0	13.3% (2/15)
PES$_{8Hz}$	0	33.3% (5/15)	21.4% (3/14)	73.3% (11/15)[*#]	7.1% (1/14)	33.3% (5/15)[*]
PES$_{10Hz}$	6.7% (1/15)	26.7% (4/15)[*]	42.9% (6/14)[#]	60.0% (9/15)[*#]	7.1% (1/14)	6.7% (1/15)
No response	93.3% (14/15)	60.0% (9/15)[*]	57.1% (8/14)[#]	20.0% (3/15)[*#]	92.9% (13/14)	66.7% (10/15)
Duration						
<10s	6.7% (1/15)	33.3% (5/15)[*]	14.3% (2/14)	6.7% (1/15)[#]	7.1% (1/14)	33.3% (5/15)[*]
10~30s	0	13.3% (2/15)	7.1% (1/14)	13.3% (2/15)	0	0
>30s	0	0	21.4% (3/14)	60.0% (9/15)[*]	0	0

注：* $P<0.05$ in Rgs5$^{-/-}$ vs WT 和 # $P<0.05$ in Ach vs baseline。

表 2-3　**Burst 刺激下房性心律失常诱发率及持续时间比较**

	Baseline		Ach		Washout	
	WT	Rgs5$^{-/-}$	WT	Rgs5$^{-/-}$	WT	Rgs5$^{-/-}$
Inducibility						
Burst$_{RA}$	7.1% (1/14)	33.3% (5/15)*	50.0% (7/14)#	93.3% (14/15)*#	7.1% (1/14)	26.7% (4/15)*
Burst$_{LA}$	7.1% (1/14)	26.7% (4/15)*	21.4% (3/14)	53.3% (8/15)*#	0	26.7% (4/15)*
No response	85.7% (12/14)	40.0% (6/15)*	42.9% (6/14)#	0	92.9% (13/14)	46.7% (7/15)*
Duration						
<10s	7.1% (1/14)	40.0% (6/15)*	14.3% (2/14)	6.7% (1/15)#	0	40.0% (6/15)*
10~30s	7.1% (1/14)	13.3% (2/15)	7.1% (1/14)	20.0% (3/15)	7.1% (1/14)	13.3% (2/15)
>30s	0	6.7% (1/15)	21.4% (3/14)	73.3% (11/15)*#	0	0

注：* $P<0.05$ in Rgs5$^{-/-}$ vs WT and # $P<0.05$ in Ach vs baseline。

2.2.4　Rgs5$^{-/-}$ 对 Ach 敏感性 K$^+$ 电流的影响

在室温（22℃）条件下记录心房肌细胞 Ach 敏感性 K$^+$ 电流（$I_{K,Ach}$），发现 Rgs5$^{-/-}$ 组 $I_{K,Ach}$ 较 WT 组发生明显增强，电流-电压曲线（I-U）显示：在钳制电压从 -120mV 至 -70mV 和 $+10$mV 至 $+40$mV 时，均显示明显差异（$P<0.05$），在 -120mV 和 $+40$mV 时，Rgs5$^{-/-}$ 心房肌细胞 $I_{K,Ach}$ 峰值密度较 WT 组显著增大，分别为（21.9 ± 1.4 pA/pF vs 13.9 ± 1.3 pA/pF，$P<0.01$）和（5.5 ± 0.9 pA/pF，$P<0.01$）（图 2-5），为了进一步检测该差异性是否存在于生理温度下，我们在 37℃ 条件重复检测了该电流在两组间的差别，

结果显示:温度升高显著增大了两组的 $I_{K,Ach}$ 电流($P<0.05$),且两组间差异性依然存在($P<0.01$)(图 2-6)。然而,该 $I_{K,Ach}$ 通道蛋白亚单位 Kri3.1 和 Kir3.4 的改变与两组间并无统计学差异($P>0.05$)(图 2-7)。

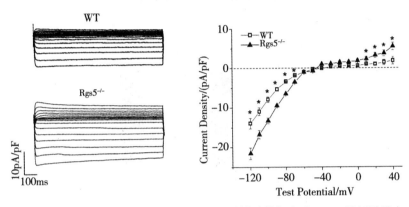

图 2-5 WT 和 Rgs5$^{-/-}$组心房肌细胞乙酰胆碱敏感性钾电流(I_{Ach})的记录及电流 I-U 曲线比较

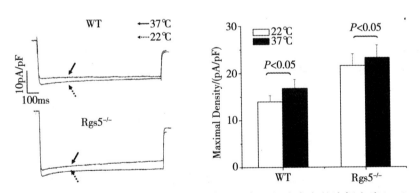

图 2-6 不同温度条件下,WT 和 Rgs5$^{-/-}$组心房肌细胞内向整流钾电流(I_{K1})的记录及峰值电流密度的比较

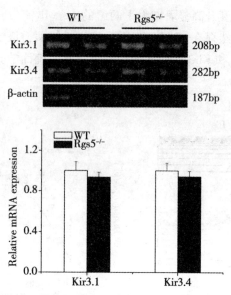

图 2-7　心房肌细胞 $I_{K,Ach}$ 通道相关蛋白 Kir3.1 和 Kir3.4 的 mRNA 定量检测

2.3　讨　论

2.3.1　主要发现

本研究重点阐明了 Rgs5 对乙酰胆碱介导的房性快速型心律失常的作用，发现敲除 Rgs5 可增大心房肌细胞 $I_{K,Ach}$ 电流；进而缩短心房 ERP，并促进 Ach 介导的房性快速型心律失常的发生。

2.3.2　Rgs5 与 $I_{K,Ach}$ 通道

目前研究已证实 G 蛋白偶联受体包括：M2R 和 M3R 可分别与细胞内 G 蛋白亚单位 $G\alpha_{i/q}$ 和 $G_{\beta\gamma}$ 相结合，其中 $G_{\beta\gamma}$ 亚单位可与 $G\alpha$ 亚单位解离并激活 $I_{K,Ach}$ 电流，使其开放。这一过程也被认为是参与房颤发生的重要机制之一，研究发现：M2R 介导的 $I_{K,Ach}$ 电流占 M 受体敏感性 K^+ 电流的 60%，敲除该通道可有效地抑制乙酰胆碱介导的房颤的发生[33]。Rgs5 作为具有 GTP 酶活性的 $G\alpha_{i/q}$ 信号通路负向调控因子，与其超家族成员 Rgs2、Rgs4 和 Rgs6 均高表达于

窦房结和心房组织[34-36]。Toumi 等研究发现：Rgs2 在小鼠心房组织的表达量高于 Rgs4 150 倍，值得注意是，在敲除 Rgs2 后，表现为房性快速型心律失常诱发率显著增高，并且持续时间延长。同时发现该现象与心房 ERP 缩短以及乙酰胆碱敏感性 K^+ 电流增大有关[37]。在本研究中，我们也证实了敲除 Rgs5 可放大 Ach 对心房 ERP 的缩短以及增大 $I_{K,Ach}$ 电流的效应，有效地说明了该作用可能是导致 Ach 介导的房性心律失常发生的原因。

2.3.3 Rgs5 与 Ach 介导的房性心律失常模型

目前研究发现房颤患者心房肌细胞伴有 $I_{K,Ach}$ 电流增大，该现象不仅导致心房复极相缩短和心律失常发生，而且严重影响心房收缩功能。而阻断该通道则能有效地延长心房动作电位时程和不应期以及抑制房颤的诱发[38-40]。乙酰胆碱导致心肌细胞不应期改变的原因归结于激活的 $I_{K,Ach}$ 内向整流电流使心肌细胞静息膜电位超极化，从而加速了失活 Na^+ 通道的恢复，并增加了动作电位 0 期自动去极化速度[41,42]。而 Rgs5 可通过负向调控 GPCR 信号影响 $I_{K,Ach}$ 电流，敲除 Rgs5 则增大了 $I_{K,Ach}$ 电流所导致的后续效应，使可供利用的 Na^+ 通道增多以及不应期缩短。

缩短的不应期被认为是导致心房除极波碎裂以及颤动样传导的重要驱使因素，而非均一性表达于心房组织的 M 受体则增大了心房不应期的空间异质性，从而促进了心房折返机制，并加剧了快速型心律失常的发生[43-45]。现有研究利用频谱转换定量分析心律失常驱动频率的快慢和转子波的稳定性[46]。本研究发现了 Rgs5 敲除后可导致乙酰胆碱介导的房性心律失常主导频率增快，说明了 Rgs5 缺失可缩短激动波长并加速心律失常频率，易化了折返的形成。

2.4 结 论

本研究阐明了 Rgs5 的缺失可通过增大 $I_{K,Ach}$ 电流促进乙酰胆碱介导的房性快速型心律失常的发生，为迷走神经相关性房颤发生机制的研究提供了新的理论依据，并为房颤的治疗带来新的契机。

第3章 Rgs5 基因敲除对心室肌复极相 K⁺ 电流的影响及其机制

　　室性恶性心律失常是导致心源性猝死的直接原因，在中国每年有约 90 万人受其影响。目前研究已证实，任何因素所导致的 QT 间期延长均有发生室速或室颤的风险，其机制可能与心室肌细胞膜离子流紊乱有关。虽然植入性心脏除颤仪（ICD）及抗心律失常药物的广泛应用极大地阻止了恶性室性心律失常的发生，但 ICD 的不适当放电以及药物的致心律失常作用也在很大程度上困扰着患者[47]。因此，研究阐明室性心律失常发生的上游调控机制，有望对其治疗带来新的契机。

　　Rgs5 作为具有 GTP 酶活性的 Gαi 和 Gαq 特异性调控因子，可负向调控包括血管紧张素 II1 型受体在内的多种 G 蛋白偶联受体（GPCR）[48]。研究发现，GPCR 参与调节了多种 K⁺ 和 Ca²⁺ 离子通道的动力学特征及蛋白表达，其中血管紧张素受体 AT1R 介导的信号通路被证实可通过 K⁺ 离子流的衰减而导致 QT 间期延长[49-51]。因此我们提出假设，Rgs5 作为 GPCR 的负向调控因子，可能通过抑制其下游效应而对复极相离子流产生影响。

3.1 材料与方法

3.1.1 实验动物

　　Rgs5 基因敲除小鼠（Rgs5⁻/⁻）均以 C57BL/6 小鼠为背景建立（雄性，10~12 周龄），对照组 C57BL/6 野生型小鼠（WT），均由武汉大学动物模式中心提供。所有动物饲养在温度、湿度恒定且昼夜交替(12h)的房间。

3.1.2 遥测心电图(Telemetry ECG)记录

小鼠经腹腔注射戊巴比妥钠(60mg/kg)麻醉后,置于37℃恒温加热板上固定四肢。取下腹部右侧切口(1~2cm),钝性分离皮下组织成囊袋,将植入子(EA-F20,DSI公司)体部置入囊袋,并将阳性和阴性电极按标准II导联的位置分别缝合在右侧肩部和左侧腹股沟皮下。接收器(RMC-1)置于每只动物笼,并与数据采集系统(Dataquest A.R.T,DSI公司)连接,滤波范围设置为0.05~1kHz,增益为1 000倍,信号采集频率为1 000Hz。为适应植入子存在,所有动物均于植入后2~3天开始记录,记录时间持续24h。数据分析采用P3软件,分析包括24h连续记录心率、QRS宽度以及QT间期,QT$_c$计算依据公式为[52]QTc=QT/(RR/100)$^{1/2}$。

3.1.3 离体心脏制备

经充分抗凝(肝素钠100IU,ip)10min后断颈处死小鼠并开胸迅速取出心脏,置于100% O$_2$饱和的冰冷(4℃)生理盐水中。剪去心包以及周围脂肪组织并暴露主动脉弓,在显微镜下将22号针头经主动脉逆行穿入后,连接于Langendorff心脏灌流装置上(AD instruments,Australia)。经主动脉逆行灌流100%氧饱和的HEPES缓冲Tyrode's液(mmol/L:NaCl 130;KCl 5.4;CaCl$_2$ 1.8;MgCl$_2$ 1;Na$_2$HPO$_4$ 0.3;HEPES 10;glucose 10;pH值经NaOH调整至7.4),37℃恒温,灌流速度2~2.5mL/min,灌注压稳定在60~80mmHg。从取出心脏到实现灌流及心脏复跳全过程须在5min内完成,待稳定20min后开始记录。排除液体复灌后20min有明显缺血及心律不齐或心律失常发生的标本。

3.1.4 单相动作电位及双极电图记录

将一对铂金刺激电极(间距1mm)置于右室基底部进行心外膜起搏心脏,频率为8Hz,脉宽为1ms,电压为2倍舒张期起搏阈值。使用自制MAP电极(linton instruments,Harvard Apparatus)记录

41

左右心室心肌单相动作电位(monophasic action potential，MAP)。内膜 MAP 记录时于心室前壁室间隔开一小窗(1~2mm)，将 MAP 电极穿入至对侧心内膜记录[53]。外膜双极电图记录采用直径 0.25mm Teflon 包绕的氯化银双极电极(linton instruments，Harvard Apparatus)，记录左室外膜电图，所有信号均接入 MAP 放大器(AD instruments，Australia)，滤波范围 0.3Hz~1kHz。

3.1.5　程控刺激

将双极电极和 MAP 电极置于心室，记录基线状态下 MAP 和双极电图 10min 后行程控刺激：8 个 S1 刺激加单个早搏刺激(S2)，S2 从 125ms 开始，以-1ms 反扫，观察 AP 和双极电图变化。记录心房有效不应期(AERP)、房室结有效不应期(AVERP)、房性心律失常发生类型、持续时间以及发生频率。

3.1.6　跨膜动作电位(TAP)的记录

经充分抗凝(肝素钠 100IU，ip)10min 后断颈处死小鼠并开胸迅速取出心脏，置于 100% O$_2$ 饱和的冰冷(4℃)生理盐水中。沿心室基底部横轴减去左右心室，保留心室基底部和左右心房。将心房标本置于 100% 氧饱和的 HEPES 缓冲 Tyrode's 液(溶液配方同前)，37℃恒温，灌流速度 3~4.5mL/min。跨膜动作电位记录电极采用玻璃拉制微电极，电极尖端<0.1mm，电极阻抗 10~20MΩ，充灌 3mmol/L 的氯化钾溶液。电极尾端接于 EPC-9 放大器(list instruments，Germany)。数据分析采用 Pulse-pulsefit 软件(Version 8.31，HEKA Co. Germany)。刺激程序采用 2ms，1.5 倍舒张阈值的方波经双极 Teflon 包绕的银丝刺激电极输出，刺激频率为 1Hz、2Hz、3.3Hz、5Hz 和 6.7Hz。

3.1.7　心室肌细胞的分离

小鼠经腹腔注入 100U 肝素 10min 后短颈处死，迅速取出心脏经主动脉插管后置入 Langendorff 循环灌流装置。采用分步灌流法分离心肌细胞：1) HEPES 缓冲 Tyrode's 液(mM：NaCl 130；KCl

5.4；$CaCl_2$ 1.8；$MgCl_2$ 1；Na_2HPO_4 0.3；HEPES 10；glucose 10；pH 值经 NaOH 调整至 7.4）灌流 5min。2）HEPES 缓冲无钙 Tyrode's 液灌流 5min。3）含酶消化液（无钙 Tyrode's 液 30mL；0.6mg/mL 胶原酶 II；0.1%BSA；20mM 牛磺酸；30uM $CaCl_2$）灌流 15min。4）KB 液（mM：taurine 10；glutamic acid 70；KCl 25；KH_2PO_4 10；glucose 22；EGTA 0.5；pH 值经 KOH 调整至 7.2）灌流 5min。灌流结束后剪去心房，保留心室置于 KB 溶液中。并用虹膜剪将心室内外膜及右室分离[54]。心肌细胞分离程序均在室温（25℃）下完成，分离的心肌细胞经 KB 液保存于 4℃ 冰箱。

3.1.8 成年小鼠心肌细胞的培养

将分离的心室肌细胞转移至 60mm 培养皿中，并在 10mL HEPES 缓冲 Tyrode's 液（包括 10% 胎牛血清和 50μmol/L $CaCl_2$）中重悬。加入 10mM $CaCl_2$ 分别调定培养皿中 $CaCl_2$ 终浓度为 60μmol/L、100μmol/L、200μmol/L、500μmol/L 直至 1mmol/L，其中每阶段在室温下孵育 5min。以 1 200rpm 离心 5min 后取上清置于 DMEM 培养基（Invitrogen Co. US）并加入 10mM 2，3-BDM（Sigma Co. US）、1% 青霉素-链霉素以及 10% 胎牛血清（Invitrogen Co. US）。将心肌细胞置于 37℃ 和 5% CO_2 环境的培养箱中，90min 后更换 DMEM 培养基。培养的心肌细胞分别经 0.1μmol/L 血管紧张素 II（Sigma Co. US）、0.01μmol/L 坎地沙坦（Sigma Co. US）以及 0.1μmol/L 血管紧张素 II+0.01μmol/L 坎地沙坦作用 24h，取细胞进行离子通道电生理检测。

3.1.9 细胞钾离子通道电流电压关系记录

全细胞膜片钳采用 EPC-9 放大器，并采用 Pulse 软件进行数据记录和分析。将细胞置于灌流槽内经无钙 Tyrode's 液持续恒温灌流（2mL/min）。电极阻抗 2.5～5MΩ 并充灌细胞内液（mmol/L：K-aspartate 110，KCl 20，NaCl 8，$MgCl_2$ 1，$CaCl_2$ 1，MgATP 4，EGTA 0.1 and 10 HEPES，pH 值经 KOH 调整至 7.2），串联电阻控制在 4～8MΩ。室温控制在 22～25℃。1）总钾电流（I_{peak}）电压-电流关系

经 500ms、电压为 -40mV 至 $+60$mV、阶跃 10mV 的测试脉冲引出，钳制电压为 -80mV，脉冲发放频率 0.1Hz。2) 超速激活的瞬时外向整流钾电流(I_{Kur})记录首先经 100ms、-40mV 的预刺激使瞬时外向钾电流(I_{to})失活，然后发放 500ms、电压为 -40mV 至 $+60$mV、阶跃 10mV 的测试脉冲引出。3) 稳态外向钾电流(I_{SS})于记录 I_{Kur} 后加入 100uM 4-氨基吡啶(4-AP)引出。4) I_{to} 记录维持电位 -80mV，测试电位 -40mV 至 $+60$mV，阶跃 10mV，钳制时间 400ms。5) 内向整流钾电流(I_{K1})记录维持电位 -80mV，测试电位 -120mV 至 -40mV，阶跃 10mV，钳制时间 350ms 引出。

3.1.10　I_{to} 和 I_{Kur} 通道动力学记录

1) I_{to} 和 I_{Kur} 通道的稳态失活性质采用双脉冲刺激。将细胞膜电位维持在 -80mV，给予持续 1s 的前刺激($-110 \sim -10$mV，阶跃为 10mV)，然后采用持续 1s 的 $+30$mV 测试电压记录 I_{to} 失活；I_{Kur} 失活性质则给予从 -110mV ~ -10mV 阶跃为 10mV 的前刺激(持续 5s)，然后用 100ms、-40mV 的预刺激使 I_{to} 失活，随后发放 $+30$mV 持续 5s 的测试脉冲记录。各电压下的测试电流幅值均与对大幅值做标准化比率(I/I_{max})，然后数据经 Boltzmann 方程线性拟合并绘制通道失活曲线。

2) I_{to} 的时间依赖性失活后恢复性质记录，首先将细胞膜电位维持在 -80mV，以 $+30$mV 且持续 500ms 的钳制脉冲使 I_{to} 通道失活，经不同的时间间隔给予 500ms、$+30$mV 的钳制脉冲，记录各时间点 $10 \sim 500$ms 对应的 I_{to} 峰电流幅值；I_{Kur} 的时间依赖性失活后恢复性质记录，在发放 $+30$mV 持续 1.5s 的钳制脉冲后，紧跟 100ms、-40mV 的预刺激使 I_{to} 失活，然后经不同的时间间隔($10 \sim 3\,000$ms)给予 500ms、$+30$mV 的钳制脉冲。各时间点下的测试电流峰值均与失活脉冲引出的电流峰值做标准化比率(P2/P1)，并与时间间隔做指数曲线拟合。

3.1.11　实时定量 PCR 检测

应用 Real-time PCR 技术检测局部心房肌纤维化指标包括

Tgfβ1、Col1α1 和 Col3α1 的 mRNA 表达。引物设计采用 Primer5.0 并由 Invitrogen 公司合成。结果采用 $2^{-\Delta\Delta CT}$ 法进行分析。引物序列如下：

Kv1.5	F	CATTCTGGTGGGCAGTAGTCA	180bp
	R	CGTGGTCTGTCTCCCGATGAT	
Kv2.1	F	GACACCGACACTGATGACGAG	204bp
	R	ACCTTTCCCAGGTAACCCTTC	
Kv4.2	F	CAACGAGCAGACAAACGAAGG	294bp
	R	ACTTGATGGGCGATTGACG	
Kv4.3	F	CACCTGCCCAACTCTAACCTG	283bp
	R	CGACATTGCTGGTTATGGAAG	
Kir2.1	F	TCAATGCCGGAGTTCGTATC	287bp
	R	GAGGTGAGTCTGTGCTTGTGCT	

具体实验步骤同第一部分所述。

3.1.12 Western Blot 检测

(1)试剂
①凝胶试剂(实验室常备)

试剂名称	厂家
30%丙烯酰胺溶液	上海生工
Tris-Base	SIGMA
10%SDS	SIGMA
10%过硫酸铵	上海生工
TEMED	上海生工

②Total protein Extraction Kit, ProMab·美国, Cat. No：SJ-200501

45

Renewable Buffer 膜再生液，ProMab · 美国，Cat. No：SJ-200512

天然膜蛋白抽提试剂盒 ProteoExtract™（M-PEK），MERCK·德国，Cat. No：444810

Bradford 蛋白浓度测定试剂盒，碧云天·中国，Cat. No：P0006

细胞膜蛋白与细胞质蛋白抽提试剂盒，碧云天·中国，Cat. No：P0033。

③常用溶液及缓冲液

A. 5%积层胶所用溶液

按总体积 2.5mL：

ddH$_2$O：1.7mL

30%丙烯酰胺溶液：0.42mL

1.0mol/L Tris（pH=6.8）：0.315mL

10%SDS：25ul

10%过硫酸铵：25ul

TEMED：3ul

B. 分离胶溶液配方参考表（表 3-1）

表 3-1　　　　　　　　　分离胶溶液配方参考表

各种组分名称	各种凝胶体积所对应的各种组分的取样量							
	5ml	10ml	15ml	20ml	25ml	30ml	40ml	50ml
6%Gel								
H$_2$O	2.6	5.3	7.9	10.6	13.2	15.9	21.2	26.5
30% Acrylamide	1.0	2.0	3.0	4.0	5.0	6.0	8.0	10.0
1.5 M Tris-HCl(pH8.8)	1.3	2.5	3.8	5.0	6.3	7.5	10.0	12.5
10% SDS	0.05	0.1	0.15	0.2	0.25	0.3	0.4	0.5
10%过硫酸铵	0.05	0.1	0.15	0.2	0.25	0.3	0.4	0.5
TEMED	0.004	0.008	0.012	0.016	0.02	0.024	0.032	0.04

各种组分名称	各种凝胶体积所对应的各种组分的取样量							
	5ml	10ml	15ml	20ml	25ml	30ml	40ml	50ml
8%Gel								
H$_2$O	2.3	4.6	6.9	9.3	11.5	13.9	18.5	23.2
30% Acrylamide	1.3	2.7	4.0	5.3	6.7	8.0	10.7	13.3
1.5 M Tris-HCl(pH8.8)	1.3	2.5	3.8	5.0	6.3	7.5	10.0	12.5
10% SDS	0.05	0.1	0.15	0.2	0.25	0.3	0.4	0.5
10%过硫酸铵	0.05	0.1	0.15	0.2	0.25	0.3	0.4	0.5
TEMED	0.003	0.006	0.009	0.012	0.015	0.018	0.024	0.03
10%Gel								
H$_2$O	1.9	4.0	5.9	7.9	9.9	11.9	15.9	19.8
30% Acrylamide	1.7	3.3	5.0	6.7	8.3	10.0	13.3	16.7
1.5 M Tris-HCl(pH8.8)	1.3	2.5	3.8	5.0	6.3	7.5	10.0	12.5
10% SDS	0.05	0.1	0.15	0.2	0.25	0.3	0.4	0.5
10%过硫酸铵	0.05	0.1	0.15	0.2	0.25	0.3	0.4	0.5
TEMED	0.002	0.004	0.006	0.008	0.01	0.012	0.016	0.02
12%Gel								
H$_2$O	1.6	3.3	4.9	6.6	8.2	9.9	13.2	16.5
30% Acrylamide	2.0	4.0	6.0	8.0	10.0	12.0	16.0	20.0
1.5 M Tris-HCl(pH8.8)	1.3	2.5	3.8	5.0	6.3	7.5	10.0	12.5
10% SDS	0.05	0.1	0.15	0.2	0.25	0.3	0.4	0.5
10%过硫酸铵	0.05	0.1	0.15	0.2	0.25	0.3	0.4	0.5
TEMED	0.002	0.004	0.006	0.008	0.01	0.012	0.016	0.02
15%Gel								
H$_2$O	1.1	2.3	3.4	4.6	5.7	6.9	9.2	11.5
30% Acrylamide	2.5	5.0	7.5	10.0	12.5	15.0	20.0	25.0

续表

各种组分名称	各种凝胶体积所对应的各种组分的取样量							
	5ml	10ml	15ml	20ml	25ml	30ml	40ml	50ml
1.5 M Tris-HCl(pH8.8)	1.3	2.5	3.8	5.0	6.3	7.5	10.0	12.5
10% SDS	0.05	0.1	0.15	0.2	0.25	0.3	0.4	0.5
10%过硫酸铵	0.05	0.1	0.15	0.2	0.25	0.3	0.4	0.5
TEMED	0.002	0.004	0.006	0.008	0.01	0.012	0.016	0.02

C. 电泳缓冲液, 1L

Tris-Base 3g、甘氨酸 14.4g 以及 SDS1g, 加蒸馏水至 IL。

D. 电泳转移缓冲液, 1L

Tris-Base 3g、甘氨酸 14.4g、甲醇 200ml, 加蒸馏水至 1L。

E. 5×样品缓冲液, 10ml

1mol/LTris-HCl(pH6.8) 0.6mL、50% 的甘油 5mL、10% SDS 2mL、2-巯基乙醇 0.5mL、1%溴酚蓝 1mL, 蒸馏水 0.9mL。

④二抗稀释液

用含 0.05%TWEEN20 的 1%BSA-PBS 稀释。

(2)膜蛋白提取

①将心肌组织剪碎(~2mm^3)后转入 2mL 冰冷缓冲液的管中, 在 100×g 4℃条件下离心 2min。

②去上清液, 加入 2mL 冰冷缓冲液洗涤。

③转移细碎切块到一个预冷的匀浆器中, 并加入 10ul 蛋白酶抑制剂和 2mL 冷的缓冲液 1 萃取组织块。

④匀浆后转移混合液到预冷的管中并在 4℃振摇 10min。

⑤在 16 000×g 和 4℃ 15min 条件下离心。

⑥弃上清液, 加入 5ul 蛋白酶抑制剂到匀浆器中充分混匀, 并加入 1mL 冰冷缓冲液 2 萃取细胞团。然后在 30min 4℃条件下振摇。

⑦在 16 000×g 和 4℃ 15min 条件下离心后转移上清液到样品管。

(3)SDS-PAGE 电泳

①将样品体积：5×loading buffer 体积 = 5∶1，混匀，在 100℃ 加热 3min。

②把电泳装置与电源连接好，将电压调至 200V。上样后，待溴酚蓝迁移到分离胶底部 0.5cm 处，关闭电源。

③从电泳装置上卸下凝胶玻璃板，用去离子水冲洗净。

(4)免疫印迹操作-转膜

①将凝胶玻璃板置于电泳转移缓冲液中浸泡 15~20min。

②将裁减好的滤纸和膜(83mm×75mm)浸泡于电泳转移缓冲液中。

③打开转移盒并放置浅盘中，用转移缓冲液将海绵垫完全浸透后将其放在转移盒壁上，海绵上再放置一张浸湿的 Whatman，3MM 滤纸。

④将凝胶放置于滤纸上，用去离子水清洗缓冲液槽。

⑤将海绵用转移缓冲液浸透后放在凝胶-膜"三明治"上，关上转移盒并插入转移槽。

⑥将冰盒装入缓冲液槽并注满 4℃预冷的转移缓冲液。

⑦将整个装置放在磁力搅拌器上并开始搅拌，连接好转移电极恒流 300mA 转移 70min。

⑧电转完毕后，将电转膜置于 5%的脱脂奶粉(PBS 配制)中封闭，37℃ 2h 或 4℃过夜。

(5)免疫检测

一抗与靶蛋白的结合：

①用 PBST 漂洗封闭膜 2~3 次。

②将加样槽洗涤干净并晾干，将膜用一次性手套覆盖好，切下膜条(3mm 宽左右)按顺序置于加样槽中，加入一抗约 1mL。

③室温下于摇床以 1∶500 滴度的抗 Kv1.5、Kv2.1、Kv4.2、Kv4.3 和 Kir2.1 一抗孵育 4℃过夜。

④弃去一抗，每个槽加 2~3mL PBST，上摇床洗涤 5~10min 并换液，以此重复 4 次。

酶标记二抗与一抗的结合：

①酶标二抗用含 0.5% 脱脂奶粉的 PBS 稀释，每个加样槽中加入二抗 1mL 左右，并于室温下摇床孵育 1h。

②弃二抗，每个槽加 2~3mL PBST，上摇床洗涤 5~10min 并换液，重复 4 次。

(6)化学发光

将膜风干后贴在玻璃纸上。加底物做化学发光得到胶片。将背景较高的底片放入 PIERCE 公司 X 光片背景去除液中，观察到结果。

3.1.13　统计学处理

所有数据（均数±标准差）分析均采用 SPSS16.0 软件，利用 Fisher 检验和 Student's 检验分析连续变量资料。电流曲线作图和分析应用 Pulsefit 和 Origin8.0 软件（Microcal Co. USA）。数据以均数±标准差表示，以 $P<0.05$ 为差异有显著性。

3.2　结　果

3.2.1　Rgs5⁻ᐟ⁻ 导致心室复极相延长

经 24h ECG 分析发现 WT 与 Rgs5⁻ᐟ⁻ 组间基础心率无显著差异，并且心脏体重比（HW/BW）于 Rgs5⁻ᐟ⁻ 组无明显改变。然而，其体表 II 导联 ECG 图形较 WT 组改变明显，表现为 QRS 波增宽、J 波低平以及延长的 QT 和 QT$_c$ 间期（图 3-1，表 3-2）。同时，我们通过离体水平单相动作电位（MAP）进一步验证复极相延长情况。记录的 MAP 幅值均在 10.1~25.1mV 之间，于 WT 和 Rgs5⁻ᐟ⁻ 组分别为 12.4±2.6mV 和 13.7±2.9mV（$P>0.05$）。在 125ms 固定起搏下 Rgs5⁻ᐟ⁻ 组心室不同部位动作电位复极 10%~90%（APD$_{10}$–APD$_{90}$）时间均发生显著延长（$P<0.01$）。同时在不同起搏周长（200ms、150ms、125ms 和 100ms）下测得有效不应期（ERP）在两组间未发现明显差异（$P>0.05$）。

此外，跨膜动作电位（TAP）于心室肌组织块标本记录到

Rgs5$^{-/-}$组在不同起搏周长(400~150ms)下 APD$_{90}$较 WT 组均发生显
著延长(P<0.05)。并且,在较低宽起搏周长如 400ms 和 200ms 下
可观察到 Rgs5$^{-/-}$组有明显后除极发生,当起搏周长降至 150ms 时
出现 APD 交替现象(图 3-2)。

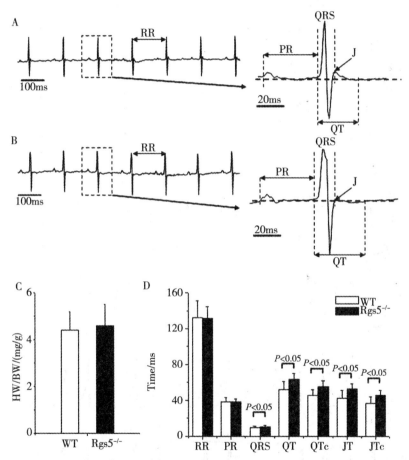

图 3-1　A. WT 组体表 ECG 的记录及参数测量;B. Rgs5$^{-/-}$组体表 ECG 的记录
　　　及参数测量;C. 两组心脏/体重指数(HW/BW)对比;D. 两组体表
　　　ECG 参数对比

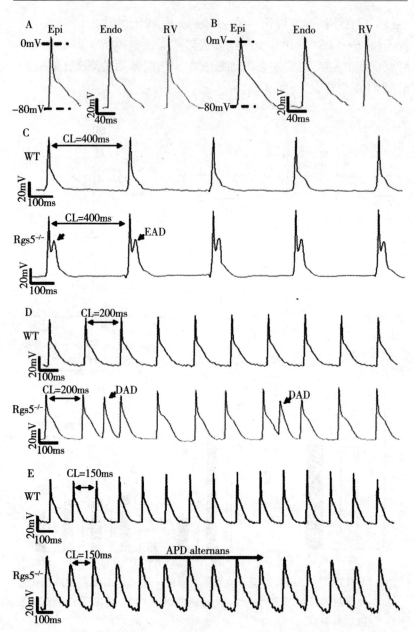

图 3-2　A-B. WT 和 Rgs5⁻/⁻ 组心室肌内膜（Endo）、外膜（Epi）及右室外膜
　　　　（RV）跨膜动作电位（TAP）的记录；C-E. 不同起搏周长下 TAP 及后
　　　　除极（EAD，DAD）现象的记录

表 3-2   **ECG 参数测定**

	WT($n=8$)	Rgs5$^{-/-}$($n=8$)
HR/bpm	461.4±60.8	461.9±48.6
RR/ms	132.3±18.7	131.6±13.2
QRS/ms	9.9±1.2	10.9±1.0*
QT/ms	52.2±8.8	63.9±6.1*
QT$_c$/ms	45.4±6.6	55.3±6.3*
JT/ms	42.4±8.8	52.9±6.0*
JT/ms	36.9±6.8	45.8±5.9*

注：HR：心率；RR：RR 间期；QRS：QRS 波宽度；QT：QT 间期；QT$_c$：校正 QT 间期；JT：JT 间期；JTc：校正 JT 间期；NS：无统计学差异；* $P<0.05$ Rgs5$^{-/-}$ vs Wild-type。

3.2.2 Rgs5$^{-/-}$导致复极相钾电流衰减

全细胞膜片钳记录发现 Rgs5$^{-/-}$组心室肌细胞外向总钾电流（I_{peak}）密度较 WT 组显著减低，对比电流电压曲线（I-U）发现：在不同测试电压（-40~+60mV）下，两组 I_{peak} 密度均有明显差异，并且在+60mV 时，Rgs5$^{-/-}$组心肌细胞峰值电流密度于心室肌内膜、外膜和右室较对照组发生明显衰减（$P<0.01$）。然而，两组间内向整流 K$^+$电流（I_{K1}）密度并未发生明显差异（$P>0.05$）。进一步对比两组 I_{peak} 电流的不同组成成分即瞬时外向钾电流（I_{to}）、超速激活的延迟整流钾电流（I_{Kur}）以及稳态钾电流（I_{ss}）。I-U 曲线显示该三种电流密度于 Rgs5$^{-/-}$组小鼠心室肌细胞均显著减少（$P<0.01$），并且心室不同部位如左室外膜、内膜以及右室均呈现相同的趋势（图3-3，表3-3）。

由于电压依赖性钾电流在多种动物心室肌均存在跨壁异质性，因此我们对比了 Rgs5$^{-/-}$和 WT 组左心室内外膜 I_{peak}、I_{to}、I_{Kur}、I_{ss} 以

及 I_{K1} 的密度差异。结果显示：内膜面心肌细胞这些 K⁺ 电流密度均小于外膜，而 Rgs5⁻ᐟ⁻ 组心肌细胞的跨壁差异性大于 WT 组，并且 I_{peak} 和 I_{Kur} 在 +60mV 时的峰值密度显著小于外膜（$P<0.01$）（图 3-3，表 3-3）。

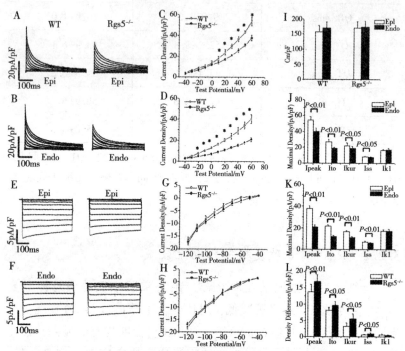

图 3-3　A-B. 两组外膜（Epi）及内膜（Endo）心室肌细胞外向总钾电流的记录；C. 两组外膜心室肌细胞外向总钾电流 I-V 曲线对比；D. 两组内膜心室肌细胞外向总钾电流 I-V 曲线对比；E-F. 两组外膜（Epi）及内膜（Endo）心室肌细胞内向整流钾电流的记录；G. 外膜心室肌细胞内向整流钾电流 I-V 曲线对比；H. 内膜心室肌细胞内向整流钾电流 I-U 曲线对比；I. 细胞膜电容（Cm）对比；J. WT 组心室肌内外膜钾电流密度对比；K. Rgs5⁻ᐟ⁻ 组心室肌内外膜钾电流密度对比；L. 两组心室肌钾电流密度跨膜异质性比较

表3-3　　左室内膜(ENDO)、外膜(EPI)以及右室(RV)细胞钾电流密度及通道动力学

	WT			Rgs5$^{-/-}$		
	Epi($n=23$)	Endo($n=20$)	RV($n=21$)	Epi($n=22$)	Endo($n=19$)	RV($n=20$)
Cm/pF	157.4±21.5	170.5±19.8	141.0±33.2	180.1±11.3	172.6±20.2	143.9±26.6
I_{peak}/(pA/pF)	54.1±4.3	40.3±4.2[b]	56.8±2.0	37.7±2.6[d]	20.7±1.7[bd]	41.2±1.9[d]
I_{to}/(pA/pF)	27.2±2.7	19.1±1.3[b]	30.3±1.8	21.5±1.4[d]	11.9±1.0[bd]	25.6±1.7[d]
$v_{1/2}$	−53.2±0.8	−58.1±0.6[b]	−50.1±0.6	−63.2±1.5[d]	−76.1±1.8[bd]	−58.6±1.4[d]
k	13.6±0.8	11.3±0.6[b]	9.4±0.6	12.4±1.4[c]	13.7±1.6[d]	13.4±1.4[d]
τ	57.5±2.3	88.4±3.3[b]	52.9±1.5	78.4±2.4[d]	120.6±3.2[bd]	63.5±2.9[d]
I_{Kur}/(pA/pF)	22.2±3.5	18.9±2.2[a]	23.7±1.4	16.5±1.0[d]	11.0±0.9[bd]	15.0±1.1[d]
$v_{1/2}$	−45.0±1.4	−51.9±1.1[b]	−43.5±1.2	−53.2±1.5[d]	−56.1±1.8[bd]	−48.6±1.4[d]
k	14.3±1.3	13.2±1.0	12.4±1.1	12.4±1.4[d]	13.7±1.6[a]	13.5±1.5
τ	533.9±18.2	568.6±20.9[b]	518.3±28.0	656.9±21.3[d]	744.9±23.9[bd]	632.3±35.5[d]
I_{ss}/(pA/pF)	8.3±0.7	7.6±0.6[a]	9.3±0.6	6.9±0.8[d]	5.9±0.5[bd]	6.7±0.5[d]
I_{K1}/(pA/pF)	16.5±1.3	17.2±1.5	18.8±1.6	17.3±1.2	16.9±1.8	17.7±2.7

注：a: $P<0.05$, b: $P<0.01$　EPIvs ENDO; c: $P<0.05$, d: $P<0.01$　Rgs5$^{-/-}$ vs Wild-type。

在对 I_{to} 和 I_{Kur} 通道动力学的研究发现：$Rgs5^{-/-}$ 组内膜和外膜心肌细胞的半数激活电压降低（$V_{1/2}$）以及失活恢复时间（τ）延长（$P<0.01$）。同样，$Rgs5^{-/-}$ 和 WT 两组 I_{to} 和 I_{Kur} 通道动力学特性于左室内外膜间存在区域异质性，而 $Rgs5^{-/-}$ 组心肌细胞通过减少内膜 $V_{1/2}$ 和延长 τ 增大了该种差异（表 3-3）。

3.2.3　$Rgs5^{-/-}$ 通过 AT1R 信号途径影响 K⁺ 电流

为了证明 $Rgs5^{-/-}$ 导致的心肌细胞电生理变化可受血管紧张素 1 型受体调控，我们对经 AngII 处理的心肌细胞进行了 K⁺ 电流的检测。结果发现：相较于对照组，AngII 作用后可使 WT 和 $Rgs5^{-/-}$ 心肌细胞的外向 K⁺ 电流明显抑制（$P<0.05$），但电流密度减少程度于 $Rgs5^{-/-}$ 组心肌细胞更加明显（图 3-4）。进一步验证该现象与 AT1R 受体相关，我们使用了选择性 AT1R 受体拮抗剂-坎地沙坦。AngII＋坎地沙坦组心肌细胞 K⁺ 电流密度显著大于 AngII 组，说明 AngII 导致的外向钾电流衰减作用被明显抑制（$P<0.05$）（图 3-5）。

3.2.4　$Rgs5^{-/-}$ 影响心室肌 K⁺ 通道的表达

利用 Real-time PCR 技术对 Kv1.5、Kv2.1、Kv4.2/4.3 以及 Kir2.1 的 mRNA 表达进行检测，我们发现其变化与电生理学改变相一致，其中 $Rgs5^{-/-}$ 组 Kv1.5、Kv2.1 和 Kv4.2/4.3 通道亚单位的 mRNA 表达水平较 WT 组均发生显著下调（$P<0.05$），而 Kir2.1 于两组间无明显差异。在对 Kv1.5、Kv2.1、Kv4.2/4.3 以及 Kir2.1 蛋白表达水平的检测中发现其变化趋势与 mRNA 水平相一致（图 3-6）。

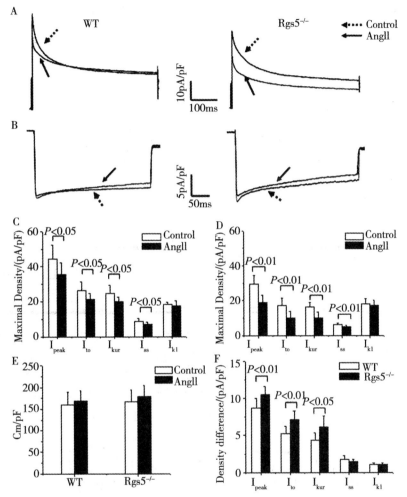

图 3-4 A-B. 血管紧张素 II（AngII，0.1μmol/L）灌流条件下，心室肌细胞外向总钾电流（I_{Peak}）与内向整流钾电流（I_{K1}）的变化；C. WT 组不同状态（AngII 和空白对照）钾电流各种成分密度比较；D. Rgs5$^{-/-}$组不同状态（AngII 和空白对照）钾电流各种成分密度比较；E. 心室肌细胞电容比较；F. AngII 灌注条件下 WT 与 Rgs5$^{-/-}$组钾电流各种成分密度比较

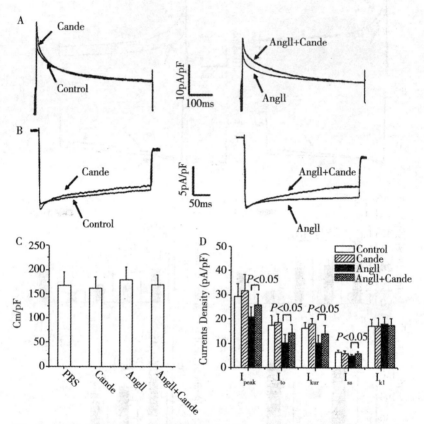

图 3-5　A. 坎地沙坦（Cande）对基线状态下（control）以及 AngII 灌注状态下，
Rgs5$^{-/-}$心室肌细胞外向钾电流的影响；B. 坎地沙坦（Cande）对 control
以及 AngII 灌注状态下，Rgs5$^{-/-}$心室肌细胞内向钾电流的影响；C. 不
同状态下 Rgs5$^{-/-}$心室肌细胞膜电容的比较；D. 不同状态下 Rgs5$^{-/-}$心
室肌细胞钾电流不同成分密度的变化

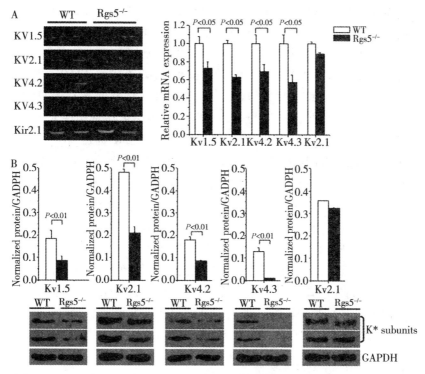

图 3-6　A. WT 与 Rgs5$^{-/-}$ 组心室肌细胞钾通道亚单位 mRNA 的表达；B. WT 与 Rgs5$^{-/-}$ 组心室肌细胞钾通道亚单位蛋白的表达

3.3 讨 论

3.3.1 主要发现

本研究重点阐明了 Rgs5 对心室复极相的影响及其离子机制，发现：①敲除 Rgs5 可导致心室复极相延长；②其机制与敲除 Rgs5 所导致的复极相多种 K$^+$ 电流衰减有关。

3.3.2 Rgs5 与心室复极相

Rgs5 作为 G 蛋白信号调控因子超家族成员之一，能通过其 GTP 酶激活特性作用于 Gα_i 和 Gαq 介导的下游信号通路，从而负向调控 G 蛋白偶联受体的信号转导。我们之前的研究已经证实了 Rgs5 心脏特异性转基因小鼠可通过抑制 MEK-ERK1/2 信号途径阻止心肌肥厚和纤维化的发生发展，而 Rgs5 基因敲除小鼠在压力负荷下则表现为完全相反的表型[55]。敲低 Rgs5 可导致 AT1R 介导的 ERK1/2 信号通路选择性激活[56]。之前的研究也报道了 AngII 与 AT1R 结合后可使多种 K$^+$ 电流发生衰减，包括电压依赖性 K$^+$ 通道（Kv）、ATP 敏感性 K$^+$ 通道（K$_{ATP}$）以及钙依赖性 K$^+$ 通道（B$_{Kca}$），而使用 AT1R 拮抗剂则可逆转其对 K$^+$ 电流的影响[57-61]。研究发现：心脏特异性过表达 AT1R 的小鼠伴有严重的 QT 和 APD 延长，而该现象并不依赖于心脏解剖学改变[62,63]。本项研究中，我们发现了 APD 在 Rgs5$^{-/-}$ 小鼠发生明显延长，并伴随有心肌细胞多种钾电流的衰减，包括 I$_{peak}$、I$_{to}$、I$_{Kur}$ 以及 I$_{ss}$，然而我们并未发现有心肌形态学的改变或心肌重构发生。重要的是，我们还发现 Rgs5 的缺失放大了 AngII 的致 K$^+$ 电流衰减作用，并且运用 AT1R 拮抗剂可消除此种影响。说明敲除 Rgs5 导致的复极相延长可归因于 AngII/AT1R 介导的下游效应而且该作用并不依赖于心室肌重构的影响。

3.3.3　Rgs5 与 K$^+$ 电流

作为心脏复极相的主要成分，小鼠心肌细胞的电压依赖性 K$^+$ 电流与在其他哺乳动物有所不同。其中缓慢激活的外向整流钾电流（I$_{Ks}$）为人类及大型哺乳动物心脏复极相的决定性成分，但在小鼠出生 7 天后该电流即发生显著下调，取而代之的则是瞬时外向 K$^+$ 电流（I$_{to}$）并且强于其他哺乳动物[64,65]。因此，I$_{to}$ 的衰减直接影响了小鼠心肌细胞复极相的时程。之前研究证实慢性激活 AT1R 受体信号可通过下调心室肌细胞 Kv4.2 和 Kv1.5 的表达水平以及改变通道动力学性质，使 I$_{to}$ 和 I$_{Kur}$ 电流发生衰减[63]。而作为外向总钾电流（I$_{peak}$）的主要组成部分，I$_{to}$ 和 I$_{Kur}$ 电流的衰减将严重影响 I$_{peak}$ 的幅值。本研究证实，敲除 Rgs5 可通过减少 I$_{to}$ 和 I$_{Kur}$ 电流密度以及下调 Kv4.2/Kv4.3 和 Kv1.5 的表达从而放大了 AT1R 的下游效应。

Rivard 等研究证实 I$_{ss}$ 电流可于 50 日龄的 AT1R 过表达小鼠心脏发生衰减，但在 6~8 个月龄的 AT1R 小鼠心脏则检测出其与对

照组相似的 I_{ss} 电流密度[63]。该现象揭示了 I_{ss} 电流存在对外向钾电流减低的时间依赖性代偿能力[66,67]。然而，在我们的研究中发现 I_{ss} 的密度和 Kv2.1 的表达于 8 周龄的 Rgs5$^{-/-}$ 组发生显著减少，与之前的研究吻合。

目前，多项研究证实在心脏特异性过表达 AT1R(6~8 个月龄)和 AngII 过表达的小鼠(50~60 周龄)心脏检测出 I_{K1} 电流密度较 50 日龄的小鼠发生显著衰减，并且这些大龄小鼠伴随有明显的心肌肥厚和心脏功能的改变[62]。因此，I_{K1} 的减少依赖于心肌细胞体积的改变，而可能与 AT1R 的直接效应无直接关联。本研究中并未发现敲除 Rgs5 可导致心肌肥厚及心脏功能异常，所以可解释 Rgs5$^{-/-}$ 与 WT 组间 I_{K1} 密度与 Kir2.1 表达水平无显著差异的现象。

3.4　结　论

Rgs5 作为 GPCR 负向调控因子可通过抑制其下游信号转导效应影响复极相多种 K$^+$ 电流，Rgs5 的缺失可导致复极相 K$^+$ 电流发生衰减和通道蛋白的下调，从而延长心室复极相。

第 4 章　Rgs5 基因敲除对心室复极时间和空间异质性的影响

　　心脏复极时程是一个在心腔不同局部和不同搏动间变化的过程。前者即空间异质性，其机制取决于心脏不同部位离子通道的不均一性分布[68]。而后者即时间异质性或时间震荡，其机制可能与交感神经张力有关[69]。近年来，许多研究证实心室肌动作电位整复性离散度可作为分析复极空间稳定性的重要量化指标，而时间异质性的分析方法目前多为利用 24h 动态 ECG 对每搏 QT 间期的变异性作分析[69]。同时，上述两种复极特性也被认为是室性恶性心律失常发生的重要危险因素。本研究前一部分已证实敲除 Rgs5 可对心室肌复极相离子流产生影响并导致复极时程延长，因此，推测敲除 Rgs5 可能通过减少心肌细胞复极储备而影响心室复极的时空异质性。

4.1　材料与方法

4.1.1　实验动物

　　Rgs5 基因敲除小鼠（Rgs5$^{-/-}$）均以 C57BL/6 小鼠为背景建立（雄性，10~12 周龄），对照组 C57BL/6 野生型小鼠（WT），均由武汉大学动物模式中心提供。所有动物饲养在温度、湿度恒定且昼夜交替（12h）的房间。

4.1.2　心脏超声检测

　　经腹腔注射 50mg/kg 戊巴比妥钠麻醉小鼠，取左侧卧位或仰卧位剃毛暴露左胸前区，进行心脏超声检查[69]。采用高频超声诊断仪（SONOS 5500，Philips electronics，Amsterdam），频率为15MHz，选取左心室乳头肌短轴切面，测量左室收缩末内径（LVESD）、左室舒张末内径（LVEDD）、舒张期室间隔厚度（IVSD）、左心室后壁厚度（LVPWD）、左房内径（LAD）、左室射血分数（LVEF）、短轴缩短率（FS）。

4.1.3 遥测心电图（Telemetry ECG）记录

小鼠经腹腔注射戊巴比妥钠（60mg/kg）麻醉后，置于37℃恒温加热板上固定四肢。取下腹部右侧切口（1～2cm），钝性分离皮下组织成囊袋，将植入子（EA-F20，DSI 公司）体部置入囊袋，并将阳性和阴性电极按标准 II 导联的位置分别缝合在右侧肩部和左侧腹股沟皮下。接收器（RMC-1）置于每只动物笼，并与数据采集系统（Dataquest A. R. T，DSI 公司）连接，滤波范围设置为 0.05～1kHz，增益为 1 000 倍，信号采集频率为 1 000Hz。为适应植入子存在，所有动物均与植入后 2~3 天开始记录，记录时间持续 24h。数据分析采用 P3 软件，分析包括 24h 连续记录心率、心率变异性（HRV）、QT 间期、QT 变异性（QTV）以及 QT 变异指数（QTVI）。QTV 分析选取 24h ECG 图形，以 2min 为一段计算每段 QT 间期标准差。QTVI 计算采用公式为[70]：$QTVI = \log_{10}\left[\left(QT_V/QT_{m2}\right)/\left(RR_V/RR_{m2}\right)\right]$。HRV 分析采用时域分析法，以 2min 为一段分析每段 NN 间期标准差。

4.1.4 离体心脏制备

经充分抗凝（肝素钠 100IU，ip）10min 后断颈处死小鼠，并开胸迅速取出心脏，置于 100% O_2 饱和的冰冷（4℃）生理盐水中。剪去心包以及周围脂肪组织并暴露主动脉弓，在显微镜下将 22 号针头经主动脉逆行穿入后，连接于 Langendorff 心脏灌流装置上（AD instruments，Australia）。经主动脉逆行灌流 100% 氧饱和的 HEPES 缓冲 Tyrode's 液（mmol/L：NaCl 130；KCl 5.4；$CaCl_2$ 1.8；$MgCl_2$ 1；Na_2HPO_4 0.3；HEPES 10；glucose 10；pH 值经 NaOH 调整至 7.4），

37℃恒温，灌流速度 2~2.5mL/min，灌注压稳定在 60~80mmHg。从取出心脏到实现灌流及心脏复跳全过程须在 5min 内完成，待稳定 20min 后开始记录。排除液体复灌后 20min 有明显缺血及心律不齐或心律失常发生的标本。

4.1.5　单相动作电位及双极电图记录

将一对铂金刺激电极（间距 1mm）置于右室基底部心外膜起搏心脏，频率为 8Hz，脉宽为 1ms，电压为 2 倍舒张期起搏阈值。使用自制 MAP 电极（linton instruments，Harvard Apparatus）记录心室 10 个不同部位心肌单相动作电位（monophasic action potential，MAP），包括右室流出道（RVOT）、右室基底部（RB）、右室游离壁（RF）、右室心尖（RA）、左室前壁基底（LAB）、左室前游离壁（LAF）、左室前壁心尖（LAA）、左室后壁基底（LPB）、左室后游离壁（LPF）以及左室后壁心尖（LPA）。内膜 MAP 记录时于心室前壁室间隔开一小窗（1~2mm），将 MAP 电极穿入至对侧心内膜记录。外膜双极电图记录采用直径 0.25mm Teflon 包绕的氯化银双极电极（linton instruments，Harvard Apparatus），记录左室外膜电图，所有信号均接入 MAP 放大器（AD instruments，Australia），滤波范围 0.3Hz~1kHz。

4.1.6　刺激程序

1）程控刺激（program electrical stimulus，PES）

将双极电极置于和 MAP 电极置于心室，记录基线状态下 MAP 和双极电图 10min 后行程控刺激：8 个 S1 刺激加单个早搏刺激（S2），S2 从 125ms 开始，以-1ms 反扫，观察 AP 和双极电图变化。记录心房有效不应期（AERP）、房室结有效不应期（AVERP）、房性心律失常发生类型、持续时间以及发生频率。诱发窗口（WOV）定义为可诱发心律失常的最短和最长 S1~S2 间期。

2）Burst 刺激诱发

刺激电极于右室基底部发放 50Hz 持续 2s 的串刺激，串频率为 0.2Hz，总刺激时间小于 3min[91]。记录室性心律失常发生类型、持续时间以及发生频率。有效不应期定义为 S1~S2 间期逐级减小至 S2 不能产生激动波止。室性快速心律失常（ventricular tachyarrhythmia，VTA）持续时间以 <10s、10~30s 以及 >30s 划分，>30s 的 VTA 定义为持续性室性快速心律失常。

4.1.7　APD 整复性曲线的构建

整复性曲线的构建利用程控刺激以 S2 所引出的 APD_{90} 为纵坐标和以该动作电位（AP）的舒张间期（DI）为横坐标作图，并以单指数方程 $y=y_0+A1(1-e^{-DI/\tau 1})$ 拟合而成。APD_{90} 定义为 AP 复极 90% 的时间，DI 定义为 AP 起始与前一个 APD_{90} 间的时间差。曲线的斜率（S）为：$slop=(A/\tau_1)\times[exp(-DI/\tau_1)]$ 计算，最大斜率（S_{max}）定义为最短 DI 对应的斜率值[71]。

4.1.8　PSR 染色

断颈处死小鼠并迅速取出心脏，并将其置入 PBS 溶液中清洗表面血液，同时剪去多余组织。然后置入 5% 的多聚甲醛脱水处理 24h。经石蜡包埋后沿心脏长轴位切片，厚度 3~5μm。经天狼星红-饱和苦味酸液染色(0.5% 天狼星红 10mL；苦味酸饱和液 90mL)[15]

染色步骤：

①中性甲醛液固定组织，石蜡切片，常规脱蜡至水；

②用 Harris 苏木素染核；

③天狼星红-饱和苦味酸溶液染色 15~30min；

④经无水乙醇分化和脱水；

⑤二甲苯透明及中性树胶封片。

然后将切片置于光学成像系统分析，胶原面积分析采用 Adobe Photoshop 7.0 软件，胶原纤维呈红色，细胞核呈绿色，其他呈黄色。胶原面积百分比用红色像素/(红色-黄色像素)计算。

4.1.9　统计学处理

所有数据(均数±标准差)分析均采用 SPSS16.0 软件，利用 Fisher 检验和 Student's 检验分析连续变量资料。曲线作图和分析

Origin8.0 软件(Microcal Co. USA)。数据以均数±标准差表示，以 $P<0.05$ 为差异有显著性。

4.2　结　果

4.2.1　Rgs5$^{-/-}$并未导致心室腔结构变化

经胸超声检测心室腔大小及左室收缩功能发现 Rgs5$^{-/-}$与 WT 组间无显著差异($P>0.05$)，并且天狼星红染色(PSR)心房胶原也显示了两组间胶原面积比率无明显差异(13.2%±2.9% vs 12.9%±3.7%，$P>0.05$)(图 4-1)。

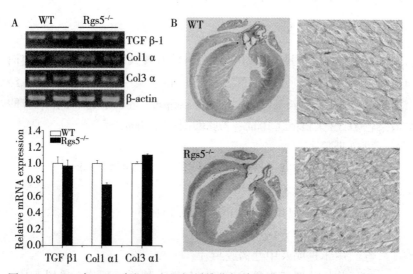

图 4-1　A. WT 与 Rgs5$^{-/-}$组心室组织纤维化相关因子 mRNA 表达对比；B. 心室 PSR 染色对比

4.2.2　Rgs5$^{-/-}$导致 QTV 增加并不依赖于 HRV 的变化

经 24h ECG 记录发现，Rgs5$^{-/-}$组小鼠 24h 平均心率较 WT 组无显著差异，两组平均 RR 间期分别为 97.1±4.2ms 和 99.1±5.3ms

（$P>0.05$），并且 SDNN 于两组间也无显著差异（WT：11.8 ± 1.3，Rgs5$^{-/-}$：11.1 ± 3.1，$P>0.05$）。与前一部分相一致的是，Rgs5$^{-/-}$ QT 间期表现为较 WT 组显著延长（57.1 ± 1.8 vs 50.5 ± 0.9，$P<0.01$）。而 QTV 以及 QTVI 于 Rgs5$^{-/-}$组显著增大（QTv：22.7 ± 6.3 vs 7.1 ± 2.0，$P<0.01$；QTVI：-0.71 ± 0.14 vs -0.25 ± 0.06，$P<0.01$）。为了检验 QTV 与 SDNN 之间的相关性，我们对两者每小时的平均值作相关性分析，结果显示 Rgs5$^{-/-}$组的 QTV 与 SDNN 无明显相关性（$r=0.01$，$P>0.05$），而两变量于 WT 组呈显著相关性（$r=0.62$，$P<0.01$）（图4-2）。

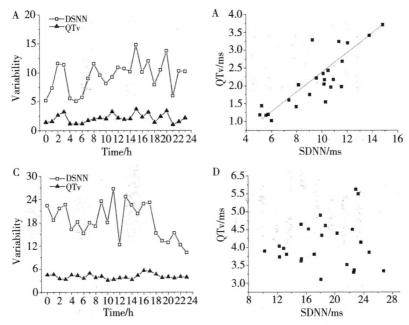

图4-2　A. Rgs5$^{-/-}$组 24h 心率变异性（DSNN）与 QT 变异性（QTv）变化趋势；B. Rgs5$^{-/-}$组 QTv 与 DSNN 的相关性；C. WT 组 24h 小鼠 DSNN 与 QTv 变化趋势；D. WT 组 QTv 与 DSNN 的相关性

4.2.3　Rgs5$^{-/-}$增加了心室复极离散度

心室外膜记录 APD 和 ERP 发现各位点均值于 Rgs5$^{-/-}$组均呈现

稳定延长，并且各位点间 APD 和 ERP 离散度较 WT 组显著增大，其中 APD 离散度（COV‐APD$_{90}$）整个心室腔（WT：$0.05±0.01$，Rgs5$^{-/-}$：$0.08±0.02$；$P<0.01$）和左室（WT：$0.05±0.01$，Rgs5$^{-/-}$：$0.07±0.01$；$P<0.01$）均表现与 WT 组的显著差异。同样，ERP 离散度（COV‐ERP）也呈现相同趋势，整个心室腔（WT：$0.17±0.03$，Rgs5$^{-/-}$：$0.27±0.05$；$P<0.01$）和左室（WT：$0.12±0.03$，Rgs5$^{-/-}$：$0.24±0.03$；$P<0.01$）呈现显著差异性（图 4-3）。

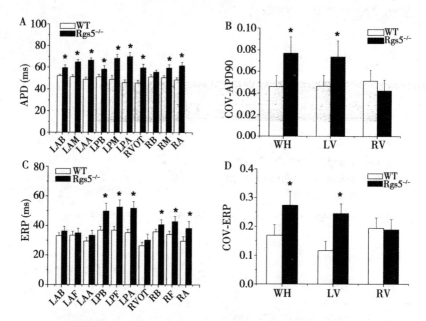

图 4-3　A. WT 与 Rgs5$^{-/-}$组心室不同部位动作电位时程（APD）比较；B. 心室不同部位 APD90 离散度（COV-APD$_{90}$）对比；C. WT 与 Rgs5$^{-/-}$组心室不同部位有效不应期（ERP）比较；D. 心室不同部位 ERP 离散度（COV-ERP）对比，其中，左室前壁基底部（LAB）；左室前部中部（LAM）；左室前壁心尖（LAA）；左室后壁基底部（LPB）；左室后壁中部（LAM）；左室后壁心尖（LPA）；右室基底部（RB）；右室中部（RM）；右室心尖（RA）；右室流出道（RVOT）；左室（LV）；右室（RV）；全心（WH）。*$P<0.01$ Rgs5$^{-/-}$ vs WT.

此外，通过记录左心室内外膜 APD 计算两组跨壁离散度（TDR）间的差异，结果显示 Rgs5$^{-/-}$ 组内膜 APD 较外膜显著延长，因此 TDR 于该组较 WT 组增大，并且从 APD$_{50}$（3.8±0.5ms vs. 2.0±0.4ms，P<0.01）、APD$_{70}$（5.3±1.0ms vs. 2.2±0.5ms，P<0.01）至 APD$_{90}$（9.9±1.4ms vs. 5.5±1.1ms，P<0.01）的 TDR 均显示出显著的差异性（表 4-1）。

4.2.4　Rgs5$^{-/-}$ 增加整复性斜率

通过 S$_1$-S$_2$ 刺激构建并拟合 APD$_{90}$ 整复性曲线，敲除 Rgs5 使得该曲线于心室外膜各位点较 WT 组出现明显的斜率增大（P<0.01）（图 4-4），并且各位点之间最大斜率（S_{max}）离散度也于 Rgs5$^{-/-}$ 组增大，无论是在整个心室腔（WT：0.28±0.03，Rgs5$^{-/-}$：0.53±0.08，P<0.01）、左室（WT：0.30±0.03，Rgs5$^{-/-}$：0.51±0.07；P<0.01）以及右室（WT：0.19±0.02，Rgs5$^{-/-}$：0.34±0.04；P<0.05）均与 WT 组呈现显著差异性（图 4-5）。

4.2.5　Rgs5$^{-/-}$ 促进室性心律失常的诱发

经程控刺激对室性快速型心律失常（VA）进行诱发，结果显示 52.3% 的 Rgs5$^{-/-}$ 离体心脏可诱发出 VA，而 WT 组则为 14.3%。除左室后壁难以诱发 VA 之外，心室其余各位点诱发窗于 Rgs5$^{-/-}$ 组均大于 WT 组（P<0.05）（图 4-6）。Burst 刺激于 Rgs5$^{-/-}$ 和 WT 组诱发率分别为 39.1% 和 3.6%。持续性 VA 诱发率于 Rgs5$^{-/-}$ 为 16.7%，而 WT 组经刺激不能引出。另外，单形性和多形性 VA 诱发率于 Rgs5$^{-/-}$ 组均明显高于 WT 组，分别为（43.5% vs 14.3%）和（17.4% vs 0）（表 4-2）。

表 4-1　**WT 与 Rgs5⁻/⁻ 组左室不同部位 APD 时程及离散度比较**

	WT					Rgs5⁻/⁻				
	Epi($n=15$)	Endo($n=15$)	RV($n=15$)	TDR($n=15$)	TLR($n=15$)	Epi($n=15$)	Endo($n=15$)	RV($n=15$)	TDR($n=15$)	TLR($n=15$)
APD$_{30}$	10.0±2.5	11.9±2.6	9.3±2.5	1.9±0.3	0.7±0.1	10.1±1.6	12.3±1.7	9.9±1.4	2.0±0.3	1.2±0.1*
APD$_{50}$	15.5±5.1	17.2±3.7	14.5±4.9	2.0±0.4	0.9±0.1	18.5±4.1	22.3±4.4*	16.7±3.0	3.8±0.5*	1.9±0.1*
APD$_{70}$	33.6±6.7	35.7±5.2	32.0±6.4	2.2±0.5	1.7±0.2	43.5±4.6*	48.5±5.3*	40.1±4.6*	5.3±1.0*	3.3±0.3*
APD$_{90}$	53.1±5.5	58.5±7.1	51.0±7.8	5.5±1.0	2.1±0.3	62.5±4.4*	71.9±5.6*	58.0±4.1*	9.9±1.5*	4.4±0.4*

注：Epi：外膜；Endo：内膜；RV：右室；TDR：跨膜离散度；TLR：左右室离散度．* $P<0.01$　Rgs5⁻/⁻ vs WT。

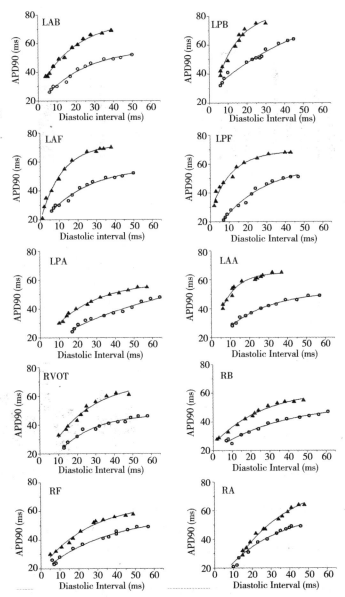

图 4-4　WT 与 Rgs5⁻/⁻组心室不同部位 APD90 整复性曲线比较，其中，左室前壁
基底部（LAB）；左室前部中部（LAM）；左室前壁心尖（LAA）；左室后壁
基底部（LPB）；左室后壁中部（LAM）；左室后壁心尖（LPA）；右室基底部
（RB）；右室中部（RM）；右室心尖（RA）；右室流出道（RVOT）

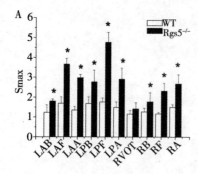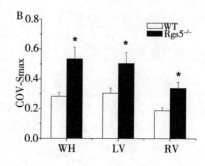

图 4-5　A. WT 与 Rgs5⁻/⁻ 组心室不同部位整复性曲线最大斜率（Smax）比较；
B. Smax 离散度对比；其中，左室前壁基底部（LAB）；左室前部中部
（LAM）；左室前壁心尖（LAA）；左室后壁基底部（LPB）；左室后壁中
部（LAM）；左室后壁心尖（LPA）；右室基底部（RB）；右室中部
（RM）；右室心尖（RA）；右室流出道（RVOT）；左室（LV）；右室
（RV）；全心（WH）. ＊P<0.01 Rgs5⁻/⁻ vs WT.

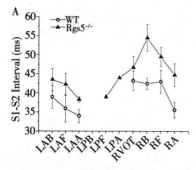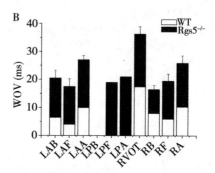

图 4-6　A. WT 与 Rgs5⁻/⁻ 组心室不同部位 PES 刺激下室性心律失常诱发率比
较；B. 心室不同部位室性心律失常诱发窗口（WOV）比较；其中，左
室前壁基底部（LAB）；左室前部中部（LAM）；左室前壁心尖（LAA）；
左室后壁基底部（LPB）；左室后壁中部（LAM）；左室后壁心尖
（LPA）；右室基底部（RB）；右室中部（RM）；右室心尖（RA）；右室
流出道（RVOT）

表 4-2　**PES 与 Burst 刺激下室性心律失常（VTA）诱发率对比**

	WT（$n=28$）	Rgs5$^{-/-}$（$n=23$）
Inducibility		
PES	14.3%（4/28）	52.3%（12/23）
Burst stimuli	3.6%（1/28）	39.1%（9/23）
No response	85.7%（24/28）	39.1%（9/23）
Duration		
<10s	10.7%（3/28）	43.5%（10/23）
10~30s	3.6%（1/28）	4.3%（1/23）
>30s	0	16.7%（3/23）
CL of VTAs		
Longest CL（ms）	49.5±10.6	49.7±13.0
Shortest CL（ms）	47.5±9.2	41.8±10.7
Mean CL（ms）	44.3±11.7	45.9±10.8
Type of VTAs		
Mono	14.3%（4/28）	43.5%（10/23）
Poly	0	17.4%（4/23）

4.3　讨　论

4.3.1　主要发现

本部分阐明了 Rgs5 与心室复极时空异质性的关系，主要发现：①敲除 Rgs5 增加了心室复极时间变异性；②敲除 Rgs5 可延长复极相时程并增大复极空间离散度；③敲除 Rgs5 增加了心室整复性曲线斜率并增加其离散度；④Rgs5 可通过上述机制导致室性快速型心律失常诱发率升高。

4.3.2　Rgs5 与时间变异性

目前恶性室性心律失常的发生被证实与复极时间变异程度有较好的相关性，研究指出：尖端扭转型室速（TdP）诱发率在增加复极时间变异性后存在升高的趋势，并且 TdP 发生发展并不依赖于 QTc 的延长[72]。因此，QT 时间变异性可作为恶性室性心律失常事件的独立危险因素。之前的研究显示，QT 变异性在充血性心衰、缺血性或肥厚性心肌病以及长 QT 综合征患者中显著增加，而改变 QT 变异性的生理学机制被认为主要取决于心脏病理性改变所继发的自主神经张力变化[73-77]。Piccirillo 等证实在充血性心衰状态下，增加的 QT 间期以及 QT 时间变异性伴随着交感神经的激活[69]。但值得提出的是，发生这些改变的前提是心衰特征性的心肌重构和慢性神经因子激活，而在心脏非病理状态下 QT 变异性与交感神经激活两者之间并无确切联系。本部分研究中，我们并未发现 Rgs5$^{-/-}$ 与 WT 组存在心脏功能和结构的改变，而且 Rgs5$^{-/-}$ 小鼠的 QT 时间变异性与其心率的变化之间也未存在直接相关性，后者间接反映了自主神经张力的变化。因此，说明了敲除 Rgs5 所导致的复极时间变异性可能不依赖于心脏结构和自主神经的改变。

此外，Pirccirillo 等也讨论了由心衰引起的细胞膜离子通道调节紊乱使心脏复极储备大幅度减少是导致 QT 时间变异性增大的主导因素[69]。Lengyel 等也证实药物阻断 I_{Kr} 和 I_{Ks} 可增加 QT 时间变异性[78]。因此，复极储备能力的下降可作为复极时间变异性的重要危险因素。我们的前部分研究证实了敲除 Rgs5 可导致复极相多种 K^+ 电流减低以及 Kv4.2、Kv4.3、Kv1.5 和 Kv2.1 通道蛋白下调，说明了 Rgs5 的缺失降低了心室复极相离子通道的代偿能力，这可能是导致复极时间变异性增大的重要因素。

4.3.3　Rgs5 与空间变异性

心脏电整复性质被认为是决定室性心律失常易感性的重要指标，并且升高的 APD 整复性曲线(>1)可促进传导阻滞和波裂并向颤动样传导过渡[79,80]。之前许多研究曾探讨了影响整复性的潜在离子学机制[81-85]，例如 Tseng 和 Goldhabor 等指出，细胞内 Ca^{2+} 离子的动态变化决定了 APD 整复性的改变，该研究通过 S1 动态刺激法促进细胞内 Ca^{2+} 离子聚集后测得 APD 整复性曲线斜率大于 1，而当使用肌浆网钙泵抑制剂时该曲线坡度变平。Wu 等也发现增大

I_{Kr}电流可增加曲线斜率而抑制 $I_{Ca,L}$ 电流则产生相同的效应。同时，Decher 等研究发现改变多种 K^+ 电流如 I_{to} 和 I_{Ks} 能影响整复性曲线的斜率。而作为多种复极相 K^+ 电流的调控因子，Rgs5 可能也对整复性曲线发挥调节作用。本部分研究证实了敲除 Rgs5 可导致心室多位点 APD 整复性曲线最大斜率升高。

心室复极的空间异质性的产生可归因于不同部位离子通道的非均一性分布。研究发现 APD 在猪的心尖和心室基底部存在差异，该现象主要取决于 I_{Kr} 和 I_{K1} 的分布。London 等也证实 I_{to} 电流在心尖的密度比基底部高出 30% 是导致小鼠心室复极异质性的主要原因[86]。与之一致的是，本部分研究显示 WT 小鼠 APD 和 ERP 在心尖部均发现较基底部有明显的缩短，而作为 Kv4.2、Kv4.3、Kv1.5 和 Kv2.1 通道的负向调节因子，Rgs5 可通过使 K^+ 电流衰减增大不同部位离子通道的差异性分布，表现为空间复极离散度较 WT 组发生显著增大。

复极相电压依赖性 K^+ 电流(Kv)的内外膜密度差异被认为是左心室 APD 跨壁离散度的决定性因素。在大多数哺乳动物心脏中，K^+ 通道在心室壁存在差异性分布。之前研究证实犬左心室 I_{to} 和 I_K 电流的跨壁差异性分布造成了外膜 APD 短于内膜 APD[87]。而小鼠心室肌跨壁复极离散度主要归因于多种 Kv 通道包括 $I_{to,f}$(Kv4.2/4.3)、I_{Kur}(Kv1.5)和 I_{ss}(Kv2.1)的内外膜差异性分布[88,89]。研究发现：敲除 I_{to} 通道亚单位可造成小鼠心室肌内外膜复极离散度增大，从而增加恶性心律失常的发生。因此，敲除 Rgs5 所导致的多种 Kv 通道下调可显著增大跨壁复极异质性。

4.3.4 Rgs5 与室性快速型心律失常

在对长 QT 综合征(LQT)的研究中发现，QT 间期延长可伴随后除极的发生是触发 TdP 的潜在机制。但单纯的 QT 延长并不足以形成 TdP，而伴随 LQT 的 TDR 增大才是促进折返形成的重要基质。同样，单纯的 APD 整复性曲线最大斜率大于 1 也不能完全解释较高的室颤诱发率。而心室整复性质的不均一性增大可能更好的解释恶性室性心律失常发生。研究发现，较高的室颤诱发率伴随有右室流出道和右室心尖部整复性斜率差异性的增大，并且心尖部斜率大于基底部。Lu 等报道了迷走神经刺激可使心房肌整复性曲线斜率下降，但促进了房颤的发生，其原因为心房不同位点整复性离散度的增大。因此，心室复极异质性决定了室性快速型心律失常的发生。

4.4　结　论

本部分研究阐明了 Rgs5 与室性快速型心律失常发生之间的联系。Rgs5 的缺失可通过增加心脏复极的时空离散度促进室性快速型心律失常的发生，并且该现象并不依赖于心脏结构的改变。

第5章　综述：G蛋白信号调控因子与心律失常

　　心律失常作为一类心脏电生理疾病，发病率至今仍居高不下。既往研究主要侧重于心肌细胞离子流异常、钙平衡紊乱和异质性传导等电学机制，它们是心律失常的重要表现形式，也是传统抗心律失常药物作用的靶点[1]。但循证医学证据表明：针对单一电学基质(如离子通道)的治疗不足以达到治疗心律失常的现代评判标准：①遏制心律失常发生；②降低心律失常死亡率；③降低总死亡率。近年来的研究发现，以G蛋白为核心的信号传导系统可调节下游多个电学基质靶点，在调控心脏电活动和心律失常的发生中发挥重要作用。

5.1　G蛋白信号通路与离子流的关系

　　G蛋白偶联的信号转导系统由G蛋白偶联受体、G蛋白和效应器分子组成。G-蛋白通常由α、β、和γ3个亚单位组成，根据α亚单位的不同，可以将其分为$G\alpha_{i/o}$、$G\alpha_s$和$G\alpha_{q/11}$等几类[2]。这些不同类型的Gα蛋白在信号传递过程各自发挥不同的作用：$G\alpha_s$偶联激活腺苷酸环化酶，产生cAMP第二信使，继而激活cAMP依赖的蛋白激酶；而作为抑制性G蛋白亚单位的$G\alpha_{i/o}$，其偶联效应则发挥与$G\alpha_s$相反的生物学效应，抑制腺苷酸环化酶的活性，降低胞内cAMP浓度，并激活磷脂酰肌醇3激酶(phosphatidylinositol-3-kinase)。因此，二者通过cAMP/PKA途径可共同参与调控细胞膜多种离子通道，包括GIRK、L-Ca^{2+}以及I_h/I_f通道[3-6]。在$G\alpha_i$敲除小鼠的研究中发现，其心室有效不应期缩短，并且程控刺激诱发室速明显少于野生型对照组，24h 心电监测显示 QT 间期有显著延长。同时在对 $G\alpha_i$ 敲除心肌细胞水平的进一步研究证实了其延长的细胞动作电位时程并伴随 L 型钙通道密度的上调。该研究说明 $G\alpha_i$ 的缺失与心肌细胞离子流异常密切相关，可能形成室速发生的潜在机制[7]。

而 $G\alpha_{q/11}$ 亚型可与磷酯酶 C（Phospholipase C，PLC）相偶联，作用于磷脂酰肌醇 4，5-二磷酸产生三磷酸肌醇（inositol 1，4，5-triphosphate，IP3）和二酰基甘油（Diacylglycerol，DAG）[2]。IP3 一方面可直接与肌浆网 IP3 受体结合，引起细胞内质网释放 Ca^{2+}，局部升高的 Ca^{2+} 继而通过 Ca^{2+} 介导 Ca^{2+} 释放机制触发肌浆网内钙离子释放，形成钙火化和致心律失常钙波的形成[8]。另一方面，IP3 引起胞浆中 Ca^{2+} 浓度升高，导致钙调蛋白（calmodulin，CaM）与 Ca^{2+} 结合发生变构，从而激活 Ca^{2+}/CaM 依赖性蛋白激酶 II，催化下游酶或蛋白质的磷酸化修饰，调节钙操纵蛋白的活性，从而引起细胞内钙平衡紊乱，触发心律失常[9]。而胞浆中 DAG 浓度升高，可激活蛋白激酶 C，催化底物蛋白质丝氨酸或苏氨酸残基的磷酸化，调节心肌细胞多种离子通道和转运体的表达和活性，以及能够通过 S368 位点磷酸化 Cx43 蛋白，从而降低细胞间通讯[10-15]。兔离体心脏电生理研究发现激活 PKC 可缩短复极，促进 Ca^{2+} 内流，从而增加心室颤动的诱发率[16]。因此，G 蛋白亚型的介导的下下游多种电学基质的特性提示其可能是心律失常发生的重要途径。

5.2　G 蛋白对自主神经系统的调控作用

自主神经系统是调节整个心血管功能的重要组成部分，交感和副交感神经之间的张力平衡不仅影响着心脏正常节律，而且对快速性心律失常的发生和维持中也发挥着至关重要的作用。例如，迷走神经张力增高及其递质-乙酰胆碱的释放可使心房膜电位超极化、缩短动作电位时程和有效不应期，现已被认为是导致自发房颤的主要成因之一。而 G 蛋白亚单位 $G\alpha_i$ 和 $G\alpha_s$ 被证实广泛存在于外周自主神经系统，通过调控 G 蛋白偶联受体包括 β/α2 肾上腺素能受体、GABA-B 受体和腺苷受体 A1 等的信号偶联机制，干扰突触前终板 N 与 P/Q 型 Ca^{2+} 通道的 Ca^{2+} 流入，从而实现对突触前神经递质释放的调控作用[17]。现已知 $G\alpha_s$ 参与了交感神经元神经递质的释放，它主要通过与其偶联的 β 肾上腺素能受体来增加细胞内 cAMP 的浓度和蛋白激酶 A 的活性，进而使 cAMP 调控的超极化激活的环核苷酸门控通道（HCN）、延迟整流钾通道以及电压门控钙通道开放增加，导致心率加快[18]。而副交感神经元主要分布着以 $G\alpha_i$ 为主 G 蛋白亚单位，其与毒蕈碱受体 M_2 偶联产生与交感神经兴奋相反的作用。研究发现，$G\alpha_i$ 与 $G_{\beta\gamma}$ 亚型共同参与了迷走神经的心脏调控功能。$G_{\beta\gamma}$ 异源二聚体可直接激活 G 蛋白偶联内向整流钾电流（G protein-coupled inward rectifying potassium，GIRK），使细胞膜超极化，而 $G\alpha_i$ 则同时调控磷酸二酯酶并抑制腺苷环化酶，降低细胞内 cAMP 水平与蛋白激酶 A 的活性，从而导致去极化电流 HCN 与 $L-Ca^{2+}$ 减少，达到减慢心率的作用[19]。

而在快速心律失常方面，目前已有研究报道运用基因工程技术增加或干扰 $G\alpha_i$ 的表达，可通过 GIRK 电流影响房颤的诱发和维持。Bauer 等报道将 $G\alpha_i$ 过表达的病毒载体注入动物房室结组织后可记录到房颤发生时室性心率的显著减慢。而将细胞穿透肽注入左房后壁干扰 $G\alpha_i$ 信号与 M_2 受体偶联机制，则可显著延长有效不应期，从而抑制迷走神经诱导的房颤发生[20-21]。以上新近研究虽然证实了 G 蛋白亚型在自主神经系统的作用，但通过干预自主神经系统 G 蛋白信号后是否影响心律失常的发生，目前尚缺乏直接证据。

5.3　G 蛋白信号调节因子对心律失常的作用

尽管 G 蛋白信号转导形式多样，但其共同过程均为鸟苷酸酶循环（GTPase cycle），即 GTP/GDP 交换和 GTP 水解两个环节。当 G-蛋白未被激活时，它结合一分子的 GDP，当 G-蛋白与激活了的受体蛋白在膜中相遇时，α 亚单位与 GDP 分离而与一分子的 GTP 结合，并同其他两个亚单位分离，并对膜内侧面的效应器起作用。GTP 的水解既往被认为是一个不受调节的过程，但最新的研究发现，在真菌、原虫及哺乳动物细胞的结构中广泛存在一段长约 120 个氨基酸残基的保守序列，即 RGS（Regulator of G-protein signaling）结构域，此结构域可以单独和 G 蛋白 α 亚单位结合并产生 GTPase 激活蛋白（GTPase-activating protein，GAP）活性[22]，通过促进其 GTPase 活性加速 GTP 的水解，从而缩短 Gα-GTP 存在的时间，因而 RGS 被认为是 G 蛋白信号转导的重要负性调节因子。RGS 蛋白分为 RZ、R4、R7、R12、RA 5 个不同的亚家族，在心脏、肺脏、小肠等器官有较高表达，并且在血压调节、血管再生及心肌肥厚的发生发展中发挥重要作用[23]。

　　研究发现：RGS 蛋白对 G 蛋白偶联信号通路的调节作用存在受体特异性以及 G 蛋白选择性，例如 R4 亚家族的成员仅对血管紧张素 I 型受体（AT1R）、内皮素受体（ET_A）、血小板衍生生长因子受体以及毒蕈碱受体 M_{1-3} 偶联的 Gq/11 或 Gi 发挥作用[24]。而这些 GPCR 如 AT1R 和 M_{1-3} 受体已被广泛证实在心脏电生理疾病的发生发展过程中扮演着重要角色。因此，RGS 作为 G 蛋白偶联信号通路的重要负性调控因子可被认为是心律失常的发生重要上游调节蛋白，但目前针对其在电生理及心律失常领域中的相关研究才刚刚起步。最近发表于 *Circulation Research* 的两项研究重点阐述了 R4 亚家族成员 RGS4 和 RGS6 在心率调控方面的作用。研究发现：RGS4 和 RGS6 高度表达于小鼠窦房结和房室结组织，并分别在敲除该两种蛋白的基因工程动物上记录到卡巴胆碱诱发的缓慢心率。同时在分离的窦房结细胞中证实 RGS4 及 RGS6 敲除后的细胞膜表面 M_2 受体介导的乙酰胆碱敏感性钾通电流（$I_{K,Ach}$）显著增强，且通道失活变缓[25-27]。由此可以说明 RGS4/6 可通过增强 $I_{K,Ach}$ 使窦房结细胞膜超极化，来实现减慢心率的作用。然而，Toumi 等则从另一方面证实了 R4 亚家族成员 RGS2 在胆碱受体介导的房颤发生方面的作用。该研究发现 RGS2 在小鼠心房组织中存在较高表达，并且于 RGS2 基因敲除小鼠的在体实验中发现经卡巴胆碱作用后 RGS2$^{-/-}$ 组的房颤电刺激诱发率显著高于对照组，并且该现象可被阿托品阻断[28]。该现象说明 RGS2 通过负向调节 M 受体的 G 蛋白信号耦联机制使其下游电生理作用被抑制。

以上一系列新近研究集中阐明了 RGS 蛋白家族在调控胆碱能受体相关作用方面。而血管紧张素 1 型受体(Angiotensin II type-1 receptor，AT1R)也作为受 RGS 蛋白特异性调控的 GPCR 受体，其配体血管紧张素 II(AngII)可对心脏重构产生极大的负面作用，而且由结构重构导致的促心律失常作用不容忽视。既往研究表明：在血流动力学紊乱的情况下，自身合成的 Ang II 可通过 AT1R 受体介导的 $G\alpha_q$/PLCβ 或 MAPKs 途径激活细胞增殖和炎症反应，导致成纤维细胞增殖、间质纤维化以及心功能障碍[29,30]。RGS2 现已被证实高表达于心室成纤维细胞中，并可通过负向调控 AngII/AT1R 激活的 $G\alpha_q$/PLCβ 途径，抑制胶原合成和细胞增殖[31]。我们的研究团队也在过去两年里着重对 RGS3、RGS4 以及 RGS5 一系列蛋白的生物学作用开展了深入研究，并率先在国际研究领域率先发现了 RGS5 蛋白通过 MAPKs 途径对心肌肥厚心脏功能的改善作用以及对心脏间质纤维化的抑制效应[32]。

5.4 展望与挑战

G 蛋白信号转导通路调控下游多种致心律失常发生机制的特性提示其很可能是心律失常发生的重要途径，无疑为我们今后明确心律失常的发生机制和调控靶点提供了新的研究思路和治疗方向。但作为高上游水平的跨膜信号偶联机制，其下游转导链的多样性以及其发挥生理学效应是否存在组织或器官特异性，目前尚未完全阐明。而目前运用的整体水平基因敲除或敲进技术很难精确定位其在靶器官/组织的下游心电生物学相关机制，并且对此上游靶点的整体水平干预也可能会造成其结果与预期效应相偏离。因此，明确 G 蛋白信号在组织/器官水平的下游心律失常相关机制是今后研究的重要课题。

参 考 文 献

[1] Yang Y, Xia M, Jin Q, et al. Identification of a KCNE2 Gain-of-function Mutation in Patients with Familial Atrial Fibrillation [J]. Am J Hum Genet, 2004,75:899-905

[2] Benjamin E J, Wolf P A, D'Agostino R B, et al. Impact of Atrial Fibrillation on the Risk of Death:the Framingham Heart Study [J]. Circulation,1998,98:946-952

[3] Domenighetti A A, Boixel C, Cefai D, et al. Chronic Angiotensin II Stimulation in the Heart Produces an Acquired Long QT Syndrome Associated with IK1 Potassium Current Downregulation [J]. J Mol Cell Cardiol,2007,42: 63-70

[4] Chen Y H, Xu S J, Bendahhou S,et al. KCNQ1 Gain-of-function Mutation in Familial Atrial Fibrillation [J]. Science, 2003, 299: 251-254

[5] Xiao B, Zhang Y, Niu W Q, et al. Haplotype-based Association of Regulator of G-protein Signaling 5 Gene Polymorphisms with Essential Hypertension and Metabolic Pameters[J]. Clin Chem Lab Med,2009,47:1483-1488

[6] Cifelli C, Rose R A, Zhang H J, et al. RGS4 Regulates Parasympathetic Signaling and Heart Rate Control in the Sinoatrial Node[J]. Circ Res, 2008,103:527-535

[7] de Boer R A, Pokharel S, Flesch M, et al. Extracellular Signal Regulated Kinase and SMAD Signaling Both Mediate the Angiotensin II Driven Progression Towards overt Heart Failure in Homozygous TGR (mRen2)27[J]. J Mol Med,2004,82:678-687

［8］Nerbonne J M. Molecular Basis of Functional Voltage Gated K^+ Channel Diversity in the Mammalian Myocardium［J］. J Physiol, 2000, 525:285-298

［9］Fischer R, Dechend R, Gapelyuk A, et al. Angiotensin II-induced Sudden Arrhythmic Death and Electrical Remodeling［J］. Am J Physiol,2007, 293:H1242-H1253

［10］Fu Y, Huang X Y, Piao L, et al. Endogenous RGS Proteins Modulate SA and AV Nodal Functions in Isolated Heart: Implications for Sick Sinus Syndrome and AV Block［J］. Am J Physiol Heart Circ Physiol,2007, 292: H2 532-H2 539

［11］Goette A, Lendeckel U, Klein H U. Signal Transduction Systems and Atrial Fibrillation［J］. Cardiovasc Res,2002,54:247-258

［12］Nattel S, Takeshita A S, Brundel B J,et al. Mechanisms of Atrial Fibrillation: Lessons from Animal Models［J］. Prog Cardiovasc Dis,2005,48:9-28

［13］Dautova Y, Zhang Y, Sabir I, et al. Atrial Arrhythmogenesis in Wild-type and SCN5a +/delta Murine Hearts Modelling LQTS3 Syndrome［J］. Pflugers Arch, 2009,458:443-457

［14］Katy R, Pierre P, Mona N, et al. Cardiac-specific over Expression of the Human Type 1 Angiotensin II Receptor Causes Delayed Repolarization［J］. Cardiovasc Res,2008,78: 53-62

［15］Li H L, He CW, Feng J H, et al. Regulator of G Protein Signaling 5 Protects Against Cardiac Hypertrophy and Fibrosis During Biomechanical Stress of Pressure Overload［J］. Proc Natl Acad Sci USA,2010,107: 13818-13823

［16］Mangoni M E, Traboulsie A, Leoni A L, et al. Bradycardia and Slowing of the Atrioventricular Conduction in Mice Lacking CaV3. 1/α1G T-Type Calcium Channels［J］. Circ Res,2006, 98: 1422-1430

［17］Manzur M, Ganss R. Regulator of G Protein Signaling 5: A New Player in Vascular Remodeling［J］. Trends Cardiovasc Med,2009,

19：26-30

[18] Nattel S. G-protein Signaling and Arrhythmogenic Atrial
    Remodeling：Relevance to Novel Therapeutic Targets in Aatrial
    Fibrillation[J]. Heart Rhythm,2009,6：85-86

[19] Nattel S, Burstein B, Dobrev D. Atrial Remodeling and Atrial
    Fibrillation：Mechanisms and Implication [J]. Circ Arrhythmia
    Electrophysiol,2008,1：62-73

[20] Lemoine M D, Duverger J E, Naud P, et al. Electrophysiology in a
    Murine Geneticlong QT Syndrome Model [J]. Cardiovasc Res,
    2011,92：67-74

[21] Posokhova E, Wydeven N, Allen K L, et al. RGS6/Gβ5 Complex
    Accelerates $I_{K,Ach}$ Gating Kinetics in Atrial Myocytes and Modulates
    Parasympathetic Regulation of Heart Rate[J]. Circ Res,2010,107

[22] Hayabuchi Y, Davies N W, Standen N B. Angiotensin II Inhibits
    rat Arterial KATP Channels by Inhibiting Steady-state Protein
    Kinase a Activity and Activating Protein Kinase C1[J]. J Physiol,
    2001,530：193-205

[23] Reil J C, Hohl M, Oberhofer M, et al. Cardiac Rac1
    Overexpression in Mice Creates a Substrate for Atrial Arrhythmias
    Characterized by Structural Remodeling[J]. Cardiovasc Res,2010,
    87：485-493

[24] Zhang T T, Takimoto K, Stewart A F R, et al. Independent
    Regulation of Cardiac Kv4. 3 Potassium Channel Expression by
    Angiotensin II and Phenylephrine [J]. Circ Res, 2001, 88：
    476-482

[25] Shimoni Y. Inhibition of the Formation or Action of Angiotensin II
    Reverses Attenuated Kt Currents in Type 1 and Type 2 Diabetes
    [J]. J Physiol,2001, 537：83-92

[26] Tuomi J M, Chidiac P, Jones D L. Evidence for Enhanced M3
    Muscarinic Receptor Function and Sensitivity to Atrial Arrhythmia
    in the RGS2-deficient Mouse [J]. Am J Physiol Heart Circ

Physiol,2010,298: H554-H561

[27] Brouillette J, Clark R B, Giles W R, et al. Functional Properties of K+ Currents in Adult Mouse Ventricular Myocytes[J]. J Physiol, 2004,559:777-798

[28] Schauerte P, Scherlag B J, Pitha J, et al. Catheter Ablation of Cardiac Autonomic Nerves for Prevention of Vagal Atrialfibrillation [J]. Circulation,2000,102:2774-2780

[29] Ehrlich J R, Cha T J, Zhang L, et al. Characterization of a Hyperpolarization-activated Time-dependent Potassium Current in Canine Cardiomyocytes from Pulmonary Vein Myocardial Sleeves and Left Atrium[J]. J Physiol, 2004,557:583-597

[30] Cha T J, Ehrlich J R, Chartier D, et al. Kir3-based Inward Rectifier Potassium Current: Potential Role in Atrial Tachycardia Remodeling Effects on Atrial Repolarization and Arrhythmias[J]. Circulation, 2006,113:1730-1737

[31] Mark M D. Her Kir3-based Inward Rectifier Potassium Current: Potential Role in Atrial Tachycardia Remodeling Effects on Atrial Repolarization and Arrhythmias litze S. G-protein Mediated Gating of Inward-rectifier K+ Channels[J]. Eur J Biochem,2000, 267: 5830-5836

[32] Shi H, Wang H, Li D, et al. Differential Alterations of Receptor Densities of Three Muscarinic Acetylcholine Receptor Subtypes and Current Densities of the Corresponding K Channels in Canine Atria with Atrial Fibrillation Induced by Experimental Congestive Heart Failure[J]. Cell Physiol Biochem,2004,14: 31-40

[33] Dobrev D, Wettwer E, Kortner A, et al. Human Inward Rectifier Potassium Channels in Chronic and Postoperative Atrial Fibrillation [J]. Cardiovasc Res, 2002,54:397-404

[34] Dobrev D, Graf E, Wettwer E, et al. Molecular Basis of Downregulation of G-protein-coupled Inward Rectifying K (+) Current (I (K, ACh) in Chronic Human Atrial Fibrillation:

Decrease in GIRK4 mRNA Correlates with Reduced I(K, ACh) and Muscarinic Receptor-mediated Shortening of Action Potentials [J]. Circulation, 2001,104:2551-2557

[35]Lomax A E, Rose R A, Giles W R. Electrophysiological Evidence for a Gradient of G Protein-gated K Current in Adult Mouse Atria [J]. Brit J Pharmacol. 2003,140: 576-584

[36]Voigt N, Maguy A, Yeh Y H, et al. Changes in IK,Ach Single-channel Activity with Atrial Tachycardia Remodelling in Canine Atrial Cardiomyocytes[J]. Cardiovasc Res, 2008,77:35-43

[37]Arora R, Ulphani J S, Villuendas R, et al. Neural Substrate for Atrial Fibrillation: Implication for Targeted Parasympathetic Blockade in the Posterior Left Atrium[J]. Am J Physiol Heart Circ Physiol,2008,294: H134-H144

[38]Huang C X, Zhao Q Y, Liang J J, et al. Differential Densities of Muscarinic Acetylcholine Receptor and I(K, ACh) in Canine Supraventricular Tissues and the Effect of Amiodarone on Cholinergic Atrial Fibrillation and I(K, ACh) [J]. Cardiology, 2006, 106: 36-43

[39] Zhao Q Y, Huang C X, Liang J J, et al. Effect of Vagal Stimulation and Differential Densities of M2 Receptor and I(K, ACh) in Canine Atria[J]. Int J Cardiol,2008, 126:352-358

[40] Samie F H, Mandapati R, Gray R A, et al. A Mechanism of Transition from Ventricular Fibrillation to Tachycardia: Effect of Calcium Channel Blockade on the Dynamics of Rotating Waves[J]. Circ Res,2000,86:684-691

[41]The Cardiac Arrhythmia Suppression Trial (CAST) Investigators. Effect of the Antiarrhythmic Agent Moricizine on Ssurvival after Myocardial Infarction[J]. N Engl J Med,1992,327:227-233

[42]Xiao B, Zhang Y, Niu W Q, et al. Haplotype-based Association of Regulator of G-protein Signaling 5 Gene Polymorphisms with Essential Hypertension and Metabolic Parameters[J]. Clin Chem

Lab Med,2009;, 47:1483-1488

[43] Wang Y H, Shi C X, Dong F, et al. Inhibition of the Rapid Component of the Delayed Rectifier Potassium Current in Ventricular Myocytes by Angiotensin II via the AT1 Receptor[J]. Brit J Pharmacol,2008,154: 429-439

[44] Magdalini T, Diane G, Till H, et al. Molecular and Functional Remodeling of Ito by Angiotensin II in the Mouse Left Ventricle [J]. J Moll Cell Cardiol,2010,48: 140-151

[45] Zhang Z, He Y X, Dipika T, et al. Functional Roles of Cav1.3 (1D) Calcium Channels in Atria Insights Gained From Gene-Targeted Null Mutant Mice[J]. Circulation,2005,112:1936-1944

[46] Casimiro M C, Knollmann B C, Ebert S N, et al. Targeted Disruption of the Kcnq1 Gene Produces a Mouse Model of Jervell and Lange-Nielsen Syndrome[J]. Proc Natl Acad Sci USA, 2001, 98: 2526-2531

[47] Brunet S, Aimond F, Li H, et al. Heterogeneous Expression of Repolarizing, Voltage-gated K+ Currents in Adult Mouse Ventricles [J]. J Physiol,2004,559: 103-120

[48] Gasparo M, Catt K J, Inagami T, et al. International Union of Pharmacology. XXIII. The Angiotensin II Receptors [J]. Pharmacol Rev,2000,52: 415-472

[49] Zhang C, Yasuno S, Kuwahara K, et al. Blockade of Angiotensin II Type 1 Receptor Improves the Aarrhythmia Morbidity in Mice with Left Ventricular Hypertrophy[J]. Circ J, 2006,70: 335-341

[50] Nerbonne J. Molecular Basis of Functional Voltage-gated K + Channel Diversity in the Mammalian Myocardium[J]. J Physiol, 2000,25:285-298

[51] Tracy C C, Cabo C, Cormilas J, et al. Electrophysiological Consequences of Human IKs Channel Expression in Adult Murine Heart[J]. Am J Physiol Heart Circ Physiol,2003,284:H168-H175

[52] London B, Guo W, Pan X, et al. Targeted Replacement of KV1.5

in the Mouse Leads to Loss of the 4-aminopyridine-sensitive Component of I (K, slow) and Resistance to Drug-induced qt Prolongation[J]. Circ Res, 2001,88:940-946

[53] Zhou J, Kodirov S, Murata M, et al. Regional Upregulation of Kv2. 1-encoded Current, IK,slow2, in Kv1DN Mice is Aabolished by Crossbreeding with Kv2DN Mice[J]. Am J Physiol Heart Circ Physiol, 2003,284:H491-H500

[54] Antzelevitch C, Fish J. Electrical Heterogeneity Within the Ventricular Wall[J]. BasicRes Cardiol, 2001,96:517-527

[55] Berger R D, Kasper E K, Baughman K L, et al. Beat-to-beat QT Interval Variability: Novel Evidence for Repolarization Lability in Ischemic and Nonischemic Dilated Cardiomy-opathy [J]. Circulation,1997,96:1557-1565

[56] Piccirillo G, Magrı D, Ogawa M, et al. Autonomic Nervous System Activity Measured Directly and QT Interval Variability in Normal and Pacing-induced Tachycardia Heart Failure Dogs[J]. J Am Coll Cardiol, 2009,54:840-850

[57] Qin M, Liu T, Hu H, et al. Effect of Isoprenaline Chronic Stimulation on APD Restitution and Ventricular Arrhythmogenesis [J]. J Cardiol,2013,61:162-168

[58] Fenichel R R, Malik M, Antzelevitch C, et al. Independent Academic Task Force. Drug-induced Torsades de Pointes and Implications for Drug Development [J]. J Cardiovasc Electrophysiol,2004,15: 475-495

[59] Piccirillo G, Magnanti M, Matera S, et al. Age and QT Variability Index During Free Breathing, Controlled Breathing and Tilt in Patients with Chronic Heart Failure and Healthy Control Subjects [J]. Transl Res, 2006,148:72-78

[60] Murabayashi T, Fetics B, Kass D, et al. Beat-to-beat QT Interval Variability Associated with Acute Myocardial Ischemia [J]. J Electrocardiol, 2002,35:19-25

[61] Atiga W L, Fananapazir L, McAreavey D, et al. Temporal Repolarization Lability in Hypertrophic Cardiomyopathy Caused by Beta-myosin Heavy-chain Gene Mutations[J]. Circulation, 2000, 101:1237-1242

[62] Piccirillo G, Germano G, Quaglione R, et al. QT-interval Variability and Autonomic Control in Hypertensive Subjects with Left Ventricular Hypertrophy[J]. Clin Sci (Lond), 2002, 102: 363-371

[63] Bilchick K, Viitasalo M, Oikarinen L, et al. Temporal Repolarization Lability Differences Among Genotyped Patients with the Long QT Syndrome[J]. Am J Cardiol, 2004, 94:1312-1316

[64] Lengyel C, Varro A, Tabori K, et al. Combined Pharmacological Block of IKr and IKs Increases Short-term QT Interval Variability and Provokes Torsades de Pointes [J]. British Journal of Pharmacology, 2007, 151:941-951

[65] Weiss J N, Chen P S, Qu Z, et al. Ventricular Fibrillation: How do We Stop the Waves from Breaking? [J]. Circ Res, 2000, 7: 1103-1107

[66] Garfinkel A, Kim Y H, Voroshilovsky O, et al. Preventing Ventricular Fibrillation by Flattening Cardiac Restitution[J]. Proc Natl Acad Sci USA, 2000, 97:6061-6066

[67] Goldhaber J I, Xie L H, Duong T, et al. Action Potential Duration Restitution and Alternans in Rabbit Ventricular Myocytes. The Key Role of Intracellular Calcium Cycling[J]. Circ Res, 2005, 96: 459-466

[68] Riccio M L, Koller M L, Gilmour R F Jr. Electrical Restitution and Spatiotemporal Organization During Ventricular Fibrillation [J]. Circ Res, 1999, 84:955-963

[69] Koller M L, Riccio M L, Gilmour R F Jr. Dynamic Restitution of Action Potential Duration During Electrical Alternans and Ventricular Fibrillation [J]. Am J Physiol, 1998, 275:

H1635-1642

［70］Huser J, Wang Y G, Sheehan K A, et al. Functional Coupling Between Glycolysis and Excitation-contraction Coupling Underlies Alternans in Cat Heart Cells［J］. J Physiol, 2000,524:795-806

［71］Laurita K R, Katra R, Wible B, et al. Transmural Heterogeneity of Calcium Handling in Canine［J］. Circ Res, 2003,92:668-675

［72］London B, Wang D W, Hill J A, et al. The Transient Outward Current in Mice Lacking the Potassium Channel Gene Kv1.4［J］. J Physiol,1998,509 (Par1):171-182

［73］Salama G, Baker L, Wolk R, et al. Arrhythmia Phenotype in Mouse Models of Human Long QT［J］. J Interv Card Electrophy siol, 2009,24:77-87

［74］Guo W, Li H, London B, et al. Functional Consequences of Elimination of i(to,f) and i(to, s): Early After Depolarizations, Atrioventricular Block, and Ventricular ar-rhythmias in Mice Lacking Kv1.4 and Expressing a Dominant-negative Kv4 Alpha Subunit［J］. Circ Res,2000,87:73-79

［75］Brunet S, Aimond F, Li H, et al. Heterogeneous Expression of Repolarizing, Voltage-gated K + Currents in adu lt Mouse Ventricles［J］. J Physiol,2004,559:103-120

［76］Nattel S, Maguy A, Bouter S L, et al. Arrhythmogenic Ion-Channel Remodeling in the Heart: Heart Failure, Myocardial Infarction, and Atrial Fibrillation［J］. Physiol Rev, 2007, 87: 425-456

［77］Kang M, Chung K Y, Walker J W. G-protein Coupled Receptor Signaling in Myocardium: Not for the Faint of Heart［J］. Physiology (Bethesda), 2007, 22:174-184

［78］DiFrancesco D. The Role of the Funny Current in Pacemaker Activity［J］. Circ Res, 2010, 106: 434-446

［79］Maltsev V A, Lakatta E G. Dynamic Interactions of an Intracellular Ca^{2+} Clock and Membrane Ion Channel Clock Underlie Robust

Initiation and Regulation of Cardiac Pacemaker Function. Cardiovasc Res, 2008, 77: 274-284

[80] Gehrmann J, Meister M, Maguire C T, et al. Impaired Parasympathetic Heart Rate Control in Mice with a Reduction of Functional G-protein Betagamma-subunits[J]. Am J Physiol Heart Circ Physiol, 2002, 282: H445-456

[81] Birnbaumer L. Expansion of Signal Transduction by G Proteins. The Second 15 Years or so: From 3 to 16 Alpha Subunits Plus Betagamma Dimers [J]. Biochim Biophys Acta, 2007, 1768: 772-793

[82] Zuberi Z, Nobles M, Sebastian S, et al. Absence of the Inhibitory G-Protein G_{i2} Predisposes to Ventricular Cardiac Arrhythmia[J]. Circ Arrhythm Electrophysiol, 2010, 3:391-400

[83] Zima A V, Blatter LA. Inositol-1,4,5-trisphosphate-dependent Ca^{2+} Signalling in Cat Atrial Excitation-contraction Coupling and Arrhythmias[J]. J Physiol, 2004, 555: 607-615

[84] Erickson J R, Anderson M E. CaMKII and Its Role in Cardiac Arrhythmia[J]. J Cardiovasc Electrophysiol, 2008,19:1332-1336

[85] Valdivia C R, Ueda K, Ackerman M J, et al. GPD1L Links Redox State to Cardiac Excitability by PKC-dependent Phosphorylation of the Sodium Channel SCN5A[J]. Am J Physiol Heart Circ Physiol, 2009, 297:H1446-1452

[86] Zheng M, Wang Y, Kang L, et al. Intracellular Ca^{2+} and PKC-dependent Upregulation of T-type Ca^{2+} Channels in LPC-stimulated Cardiomyocytes[J]. J Mol Cell Cardiol, 2010, 48:131-139

[87] Walsh K B, Zhang J. Neonatal Rat Cardiac Fibroblasts Express Three Types of Voltage-gated K^+ Channels: Regulation of a Transient Outward Current by Protein Kinase C[J]. Am J Physiol Heart Circ Physiol, 2008,294:H1010-H1017

[88] Bian J S, Pei J M, Cheung C S, et al. Kappa-opioid Receptor Stimulation Induces Arrhythmia in the Isolated Rat Heart Via the

Protein Kinase C/Na$^+$-H$^+$ Exchange Pathway [J]. J Mol Cell Cardiol, 2000,32:1415-1427

[89] Bouwman R A, Salic K, Padding F G, et al. Cardioprotection Via Activation of Protein Kinase C-delta Depends on Modulation of the Reverse Mode of the Na$^+$/Ca^{2+} Exchanger[J]. Circulation, 2006, 114:I226-I232

[90] Lampe P D, TenBroek E M, Burt J M, et al. Phosphorylation of Connexin43 on Serine368 by Protein Kinase C Regulates Gap Junctional Communication[J]. J Cell Biol, 2000, 149:1503-1512

[91] Aydin O, Becker R, Kraft P, et al. Effects of Protein Kinase C Activation on Cardiac Repolarization and Arrhythmogenesis in Langendorff-perfused Rabbit Hearts [J]. Europace, 2007, 9: 1094-1098

[92] Dolphin A C. G-protein Modulation of Voltage-gated Calcium Channels[J]. Pharmacol Rev, 2003, 55:607-627

[93] DiFrancesco D. Funny Channels in the Control of Cardiac Rhythm and Mode of Action of Selective Blockers [J]. Pharmacol Res, 2006,53:399-406

[94] Fischmeister R, Castro L R, Abi-Gerges A, et al. Compartmentation of Cyclic Nucleotide Signaling in the Heart: The Role of Cyclic Nucleotide Phosphodiesterases[J]. Circ Res,2006, 99:816-828

[95] Bauer A, McDonald A D, Nasir K, et al. Inhibitory G-protein Over-expression Provides Physiologically Relevant Heart Rate Control in Persistent Atrial Fibrillation [J]. Circulation, 2004, 110:3115-3120

[96] Aistrup G L, Villuendas R, Gilchrist A, et al. Targeted G-protein Inhibition as a Novel Approach to Decrease Vagal Atrial Fibrillation by Selective Parasympathetic Attenuation [J]. Cardiovasc Res, 2009, 83: 481-492

[97] Zheng B, Ma Y C, Ostrom R S, et al. RGS-PX1, A GAP for

GalphaS and Sorting Nexin in Vesicular Trafficking[J]. Science, 2001, 294:1939-1942

[98]Hendriks-Balk M C, Peters S, Michel M C, et al. Regulation of G Protein-coupled Receptor Signalling: Focus on the Cardiovascular System and Regulator of G Protein Signalling Proteins[J]. Euro J Pharmacol, 2008, 585:278-291

[99] Yang J, Huang J, Maity B, et al. RGS6, A Modulator of Parasympathetic Activation in Heart[J]. Circ Res, 2010, 107: 1345-1349

[100]Posokhova E, Wydeven N, Allen K, et al. RGS6/Gss5 Complex Accelerates $I_{K,ACh}$ Gating Kinetics in Atrial Myocytes and Modulates Parasympathetic Regulation of Heart Rate[J]. Circ Res, 2010, 107: 1350-1354

[101] Dostal D E. The Cardiac Renin-angiotensin System: Novel Signaling Mechanisms Related to Cardiac Growth and Function [J]. Regul Pept, 2000, 91: 1-11

[102] Bouzegrhane F, Thibault G. Is Angiotensin II a Proliferative Factor of Cardiac Fibroblasts? [J] Cardiovasc Res, 2002, 53: 304-312

[103] Zhang P, Su J, King M E, et al. Regulator of G Protein Signaling 2 is a Functionally Important Negative Regulator of Angiotensin II-induced Cardiac Fibroblast Responses[J]. Am J Physiol Heart Circ Physiol, 2011, 301: H147-H156.

致　谢

　　本研究从立项至成果公开发表历时 41 个月,途中经历无数挫败曲折,目前能够如期完成该研究实属不易。在此,首先感谢导师黄从新教授和武汉大学人民医院心血管病内科黄鹤教授为该研究给予的资金支持和研究指导;其次,感谢武汉大学人民医院心血管病研究所为该研究提供的良好科研平台和硬件设施;再次,感谢为该研究提供技术支持的实验室工作人员和博士同学,包括李红良教授、王腾老师、唐艳红老师、刘育博士、范新荣博士、顾永伟博士、王鑫博士、胡河博士、刘韬博士。

武汉大学优秀博士学位论文文库

已出版：

- 基于双耳线索的移动音频编码研究／陈水仙　著
- 多帧影像超分辨率复原重建关键技术研究／谢伟　著
- Copula函数理论在多变量水文分析计算中的应用研究／陈璐　著
- 大型地下洞室群地震响应与结构面控制型围岩稳定研究／张雨霆　著
- 迷走神经诱发心房颤动的电生理和离子通道基础研究／赵庆彦　著
- 心房颤动的自主神经机制研究／鲁志兵　著
- 氧化应激状态下维持黑素小体蛋白低免疫原性的分子机制研究／刘小明　著
- 实流形在复流形中的全纯不变量／尹万科　著
- MITA介导的细胞抗病毒反应信号转导及其调节机制／钟波　著
- 图书馆数字资源选择标准研究／唐琼　著
- 年龄结构变动与经济增长：理论模型与政策建议／李魁　著
- 积极一般预防理论研究／陈金林　著
- 海洋石油开发环境污染法律救济机制研究／高翔　著
  —— 以美国墨西哥湾漏油事故和我国渤海湾漏油事故为视角
- 中国共产党人政治忠诚观研究／徐霞　著
- 现代汉语属性名词语义特征研究／许艳平　著
- 论马克思的时间概念／熊进　著
- 晚明江南诗学研究／张清河　著
- 社会网络环境下基于用户关系的信息推荐服务研究／胡吉明　著
- "氢–水"电化学循环中的非铂催化剂研究／肖丽　著
- 重商主义、发展战略与长期增长／王高望　著
- C–S–H及其工程特性研究／王磊　著
- 基于合理性理论的来源国形象研究：构成、机制及策略／周玲　著
- 马克思主义理论的科学性问题／范畅　著
- 细胞抗病毒天然免疫信号转导的调控机制／李颖　著
- 过渡金属催化活泼烷基卤代物参与的偶联反应研究／刘超　著
- 体育领域反歧视法律问题研究／周青山　著
- 地球磁尾动力学过程的卫星观测和数值模拟研究／周猛　著
- 基于Arecibo非相干散射雷达的电离层动力学研究／龚韵　著
- 生长因子信号在小鼠牙胚和腭部发育中的作用／李璐　著
- 农田地表径流中溶质流失规律的研究／童菊秀　著

- 磁场重联与等离子体湍流的卫星观测研究／黄狮勇　著
- 大型通江湖泊水沙时空动态遥感研究／冯炼　著
  —— 以鄱阳湖为例
- 抑制SMN2 外显子7剪接的调控蛋白的鉴定和作用机制研究／肖锐　著
- 非饱和土水力全耦合模型与数值模拟方法研究／胡冉　著
- RND3在人脑胶质母细胞瘤中的作用及机制研究／刘宝辉　著
- GPS精密单点定位质量控制与分析的相关理论和方法研究／郭斐　著
- G蛋白调控因子–5 对心脏电生理及心律失常发生的影响及其机制研究／秦牧　著
- 从"非本体"到"心性本体"／沈庭　著
  —— 唯识学种子说在中国佛学中的转向